よくわかる 薬物相互作用

監修

東北薬科大学学長
高柳元明

東北薬科大学臨床薬剤学教授
水柿道直

編集

東北大学医学部附属病院薬剤部薬務室長
我妻恭行

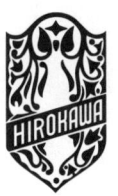

東京 廣川書店 発行

執筆者一覧 （五十音順）

青木　正忠	日本大学薬学部教授
我妻　恭行	東北大学医学部附属病院薬剤部薬務室長
猪岡　京子	東北大学医学部附属病院薬剤部
菅家　甫子	共立薬科大学教授
鈴木　　勉	星薬科大学教授
水柿　道直	東北薬科大学臨床薬剤学教授
吉住　秀夫	名城大学薬学部教授

はじめに

　薬剤師の使命の一つとして，危険な相互作用を未然に防ぐことがあげられる．しかし，数千種もの医薬品が臨床で用いられている現状において，その組合せは天文学的な数字になり，日常業務においてその相互作用を一つ一つ調べるというのは至難の業といえる．

　このように薬物相互作用は一見非常に煩雑に見え，手のつけられない領域にも思えてくる．しかし，これらの個々の相互作用の発現機序を明らかにし，それを体系的に分類すると，本当に覚えておかなければならないことは意外に少ないことに気がつく．

　本書は，相互作用を調べる本ではなく，薬剤師ならびに薬学生が知識として最低限修得しておかなければならない相互作用の教科書・参考書を目指して編集した．本書の構成は，総論，各論の2部から成り，総論には関連する各論の項目を明示し，各論の内容と関連づけて学習できるように工夫した．総論は相互作用を発現機序別に図表を多く用いてわかりやすく解説し，総論を読むだけで相互作用の全体像が理解できるように配慮した．また各論は臨床で特に重要と思われる相互作用46組を厳選し，各々その発現機序，相互作用の対策法，臨床報告例，関連薬剤についても記載し，実用性についても配慮した．

　本書に記載した相互作用はこれまで報告されたものをできるだけ原報に基づいてまとめ，また発現機序については最新の知見を盛り込むよう努めたが，これらの中にはまだ未解明の部分もいくつかあり，今後の研究の進歩によってその解釈が変わる可能性のあることを御容赦いただきたい．本書をよりよい教科書とするため読者諸賢の御教示をお願いしたい．

　本書が，薬系大学生の教科書，あるいは病院や薬局の薬剤師の参考書としてのみならず，医師，看護婦にも参考資料として利用され，医薬品の適正使用の一助となれば幸いである．

　最後に，多忙な中，熱意をもって本書の執筆にあたられた学究諸氏に深く感謝の意を表する．また，本書の出版にあたり，多大なご支援を頂いた廣川書店社長廣川節男氏ならびに並々ならぬご尽力を下さった窪田　晧氏を始めとする関係諸氏に謹んで御礼を申し上げたい．

平成13年1月

水　柿　道　直

目　次

I　総　論

1. 薬物相互作用の分類 ……………………………………………………… 3
2. 薬物動態学的相互作用 …………………………………………………… 5
   - 2-1　消化管吸収過程における相互作用 …………………………… 5
     - 2-1-1　キレート形成を介する相互作用 ………………………… 5
     - 2-1-2　吸着反応を介する相互作用 ……………………………… 6
     - 2-1-3　消化管運動の変化を介する相互作用 …………………… 6
     - 2-1-4　消化管内 pH の変化を介する相互作用 ………………… 7
     - 2-1-5　その他の吸収過程における相互作用 …………………… 8
   - 2-2　分布過程における相互作用 …………………………………… 8
   - 2-3　代謝過程における相互作用 …………………………………… 9
     - 2-3-1　シトクロム P 450（CYP）について ……………………… 10
     - 2-3-2　CYP 阻害による相互作用 ………………………………… 13
     - 2-3-3　CYP 誘導による相互作用 ………………………………… 17
     - 2-3-4　CYP 以外の薬物代謝酵素阻害による相互作用 ………… 18
   - 2-4　腎排泄過程における相互作用 ………………………………… 18
3. 薬力学的相互作用 ………………………………………………………… 22
4. 薬物と飲食物との相互作用 ……………………………………………… 25

II　各　論

吸収過程における相互作用 …………………………………………………… 28
　　1　ニューキノロン系抗菌薬　⇔　多価金属陽イオン含有製剤 ………… 28
　　2　テトラサイクリン系抗生物質　⇔　多価金属陽イオン含有製剤 …… 30
　　3　経口剤全般　⇔　活性炭製剤 …………………………………………… 32
　　4　プラバスタチンナトリウム　⇔　コレスチラミン …………………… 34

代謝過程における相互作用 …………………………………………………… 36
　シトクロム P 450 阻害による相互作用 ………………………………………… 36
　　5　テオフィリン　⇔　ニューキノロン系抗菌薬 ………………………… 36
　　6　シクロスポリン　⇔　シトクロム P 450 阻害薬 ……………………… 38
　　7　テルフェナジン　⇔　アゾール系抗真菌薬，マクロライド系抗生物質 …… 40
　　8　トリアゾラム　⇔　アゾール系抗真菌薬 ……………………………… 42
　　9　ワルファリン　⇔　スルファメトキサゾール・トリメトプリム …… 44

10　抗てんかん薬　⇔　シトクロムP450阻害薬 …………………………… 46
　　11　ジヒドロピリジン系カルシウム拮抗薬　⇔　グレープフルーツジュース … 48
シトクロムP450誘導による相互作用 …………………………………………… 50
　　12　ニフェジピン　⇔　リファンピシン ………………………………………… 50
　　13　経口避妊薬　⇔　リファンピシン …………………………………………… 52
　　14　ワルファリン　⇔　リファンピシン ………………………………………… 54
　　15　抗てんかん薬　⇔　他の抗てんかん薬 ……………………………………… 56
　　16　抗てんかん薬　⇔　他の薬剤 ………………………………………………… 58
シトクロムP450以外の酵素の関わる相互作用 ………………………………… 60
　　17　フルオロウラシル系代謝拮抗薬　⇔　ソリブジン ………………………… 60
　　18　アルコール　⇔　ジスルフィラム …………………………………………… 62
　　19　アルコール飲料　⇔　セフェム系抗生物質
　　　　（N-メチルテトラゾールチオメチル基を有するもの） ……………………… 64
　　20　テオフィリン　⇔　アロプリノール ………………………………………… 66
　　21　チオプリン誘導体（内用剤）　⇔　アロプリノール ……………………… 68
　　22　レボドパ　⇔　ビタミンB_6製剤 …………………………………………… 70
　　23　レボドパ，ドロキシドパ　⇔　非選択的モノアミンオキシダーゼ(MAO)阻害薬
　　　　………………………………………………………………………………… 72

腎排泄における相互作用 ……………………………………………………… **74**
　　24　炭酸リチウム　⇔　サイアザイド系利尿薬 ………………………………… 74
　　25　炭酸リチウム　⇔　アセタゾラミド ………………………………………… 76
　　26　メトトレキサート　⇔　プロベネシド ……………………………………… 78
　　27　パニペネム　⇔　ベタミプロン ……………………………………………… 80

薬力学的相互作用 ……………………………………………………………… **82**
　　28　メトクロプラミド　⇔　スルピリド　⇔　塩酸チアプリド ……………… 82
　　29　モルヒネ　⇔　麻薬拮抗性鎮痛薬 …………………………………………… 84
　　30　ハロタン　⇔　カテコラミン ………………………………………………… 86
　　31　スルホニル尿素系血糖降下薬　⇔　β受容体拮抗薬 ……………………… 88
　　32　中枢性$α_2$受容体作動薬　⇔　非選択的β受容体拮抗薬 ………………… 90
　　33　ニューキノロン系抗菌薬　⇔　酸性非ステロイド性消炎鎮痛薬 ………… 92
　　34　ヘパリン　⇔　アスピリン …………………………………………………… 94
　　35　ジギタリス製剤　⇔　ループ利尿薬，サイアザイド系利尿薬 …………… 96
　　36　スルホニル尿素系血糖降下薬　⇔　α-グルコシダーゼ阻害薬 …………… 98
　　37　非脱分極型末梢性筋弛緩薬　⇔　アミノグリコシド系抗生物質 ………… 100
　　38　中枢抑制薬（バルビツール酸系薬剤，ベンゾジアゼピン系薬剤）　⇔　アルコール
　　　　………………………………………………………………………………… 102
　　39　インスリン　⇔　アルコール飲料（酒類） ………………………………… 104
　　40　カリウム保持性利尿薬　⇔　カリウム剤 …………………………………… 106

  41 ワルファリンカリウム ⇔ ビタミンK製剤，ビタミンK含有食品 … 108
その他の相互作用 ……………………………………………………………… **110**
  42 ワルファリンカリウム ⇔ 酸性非ステロイド性消炎鎮痛薬 …………… 110
  43 バルプロ酸ナトリウム ⇔ カルバペネム系抗生物質 ………………… 112
  44 アミノグリコシド系抗生物質 ⇔ ループ利尿薬 …………………… 114
  45 イホスファミド ⇔ メスナ ………………………………………… 116
  46 小柴胡湯 ⇔ インターフェロン製剤 ……………………………… 118

索　引 ……………………………………………………………………………… 121

総論

1 薬物相互作用の分類

　薬物相互作用は「体外における相互作用」と「体内における相互作用」に大別できるが、多くの場合、「薬物相互作用」というと後者のことを指し、前者は薬物の配合変化として扱われることが多い。図1に、薬物を投与してから排泄までの過程と相互作用の発現部位の関係をまとめた。以下、本書でも「体内における相互作用」について述べる。

　薬物相互作用はその発現機構の違いから、薬物動態学的相互作用と薬力学的相互作用に分けることができる。薬物動態学的相互作用とは、ある薬物の体内動態（吸収、分布、代謝、排泄）が他の薬物を併用することにより変化し、その体内量（血中濃度）が変化することにより薬効や毒性が変化する相互作用である（図2［A］）。例えば、ある薬物の併用によりもう一方の薬物の消化管吸収が亢進されたり代謝が抑制されたりすると、その薬物の血中濃度が上昇し、薬効や毒性が増強する。逆に、薬物の併用によりもう一方の薬物の消化管吸収が減少したり代謝が亢進したりすると、その薬物の血中濃度が低下し、薬効が減弱する。

　薬力学的相互作用とは、薬効発現部位での薬物の受容体への結合性の変化や生理変化によって生じる相互作用である。薬力学的相互作用では薬物血中濃度の変化はみられず、薬物の併用により効果発現濃度あるいは毒性発現濃度が変化させられたようにみえる（図2［B］）。例えば、協力作用を示す2種類の薬物の場合では、その薬効発現濃度は単独投与時よりも併用投与時の方が低値を示す。逆に、互いに拮抗作用を示す2種類の薬物の場合では、併用投与時の方が高値を示す。

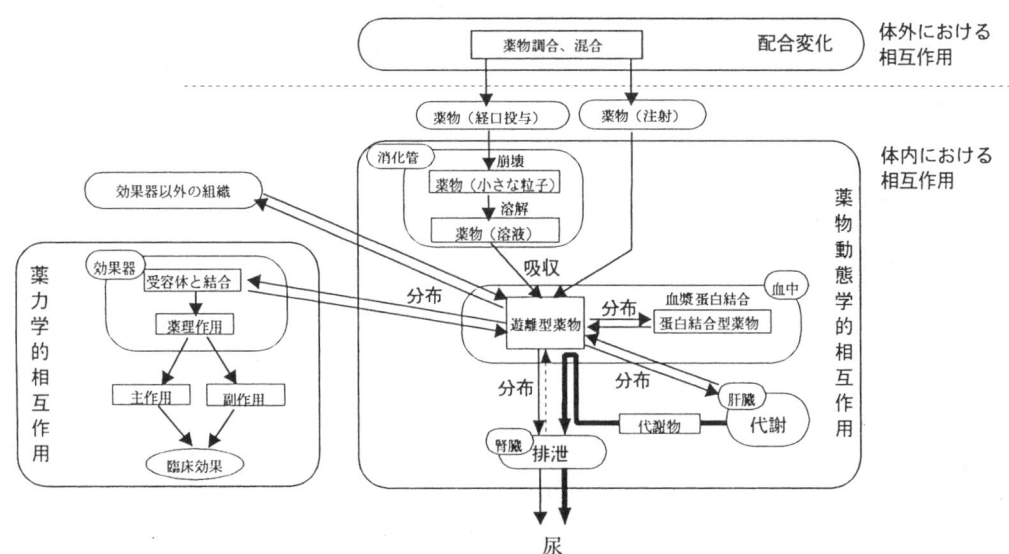

図1　薬物の投与から排泄までの過程と薬物相互作用が発現する部位

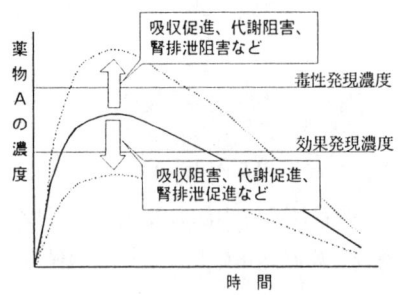 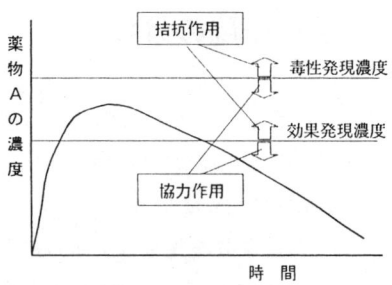

図2　薬物動態学的相互作用と薬力学的相互作用

2 薬物動態学的相互作用

　薬物の体内動態は、吸収、分布、代謝、排泄に分けることができ、これらのどの過程でも相互作用が発現する。このうち、特に代謝過程の関わる相互作用には臨床的に問題となるものが多い。

2-1 消化管吸収過程における相互作用

　消化管吸収過程における相互作用は、①キレート形成によるもの、②吸着によるもの、③消化管運動の変化によるもの、④消化管内 pH の変化によるもの、⑤その他、に分けることができる。このうち、①と②の機序による相互作用は、臨床的に重要な相互作用がいくつか知られている。

2-1-1 キレート形成を介する相互作用
関連項目：各論1～2

　キレート形成能を有する薬物と多価金属陽イオンを含む製剤とを同時に服用すると、消化管内で難吸収性キレートが形成され、両者の消化管吸収が低下し薬理作用が減弱することがある。
　例えば、ニューキノロン系抗菌薬やテトラサイクリン系抗生物質は、アルミニウム塩、マグネシウム塩を含む制酸剤などの多価金属陽イオンを含む製剤と同時に服用すると、消化管からの吸収が低下し、抗菌効果が減弱する（図3）。

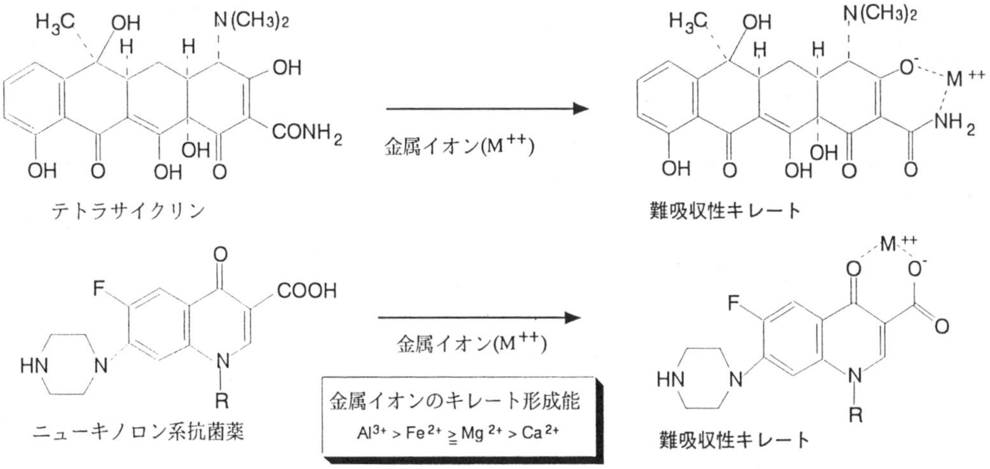

図3　ニューキノロン系抗菌薬およびテトラサイクリン系抗生物質のキレート形成反応

2-1-2 吸着反応を介する相互作用

関連項目：各論3〜4

　吸着剤と他の薬物を同時に服用すると、消化管内で併用した薬物が吸着剤に吸着され、薬物の消化管吸収が低下し、薬理作用が減弱することがある（図4）。吸着剤には、薬用炭、球形吸着炭等の活性炭製剤、コレスチラミン等の陰イオン交換樹脂製剤がある。活性炭製剤は原理的にほとんどの薬剤を吸着する作用があり、他の薬剤との同時服用は避けた方がよい。陰イオン交換樹脂製剤は、原理的にはフェニルブタゾンやプラバスタチン等の有機陰イオン性薬物を吸着するが、ジゴキシンやテトラサイクリン等の陰イオン性以外の薬物も吸着する。また、消化管内で胆汁酸も吸着するので脂溶性の高い薬物の消化管吸収に影響を与える。

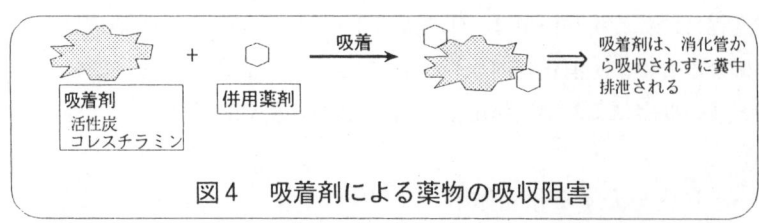

図4　吸着剤による薬物の吸収阻害

2-1-3 消化管運動の変化を介する相互作用

　消化管運動を変化させる薬物（表1）は、併用薬の吸収速度や総吸収量を変化させることがある。

　消化管運動を変化させる薬物の併用薬に対する影響の度合いは、併用薬の消化管からの吸収特性により異なる（表2）。例えば、主に小腸で吸収され、かつ、消化管吸収の良い薬物は、消化管運動を亢進するメトクロプラミドを併用すると、胃から小腸への移行（胃内容排出速度）が亢進され、吸収速度が速くなる。一方、十二指腸および上部小腸の輸送担体を介して吸収されるリボフラビンは、胃から十二指腸に徐々に移行した方が吸収が良くなるので、メトクロプラミドを併用すると、リボフラビンの十二指腸滞留時間が短縮し、総吸収量が減少する。

表1　消化管運動を変化させる主な薬物

分類			主な薬物（商品名）	消化管に及ぼす影響
消化管運動を亢進する薬物	消化管運動機能改善薬	抗ドパミン性	メトクロプラミド（プリンペラン®）、ドンペリドン（ナウゼリン®）	・胃内容排出速度亢進 ・十二指腸滞留時間短縮 ・消化管液分泌亢進
		コリン作動性	シサプリド（アセナリン®）	
	コリンエステラーゼ阻害薬		ジスチグミン（ウブレチド®）	
消化管運動を抑制する薬物	抗コリン薬（鎮けい薬）		硫酸アトロピン、ブチルスコポラミン（ブスコパン®）、プロパンテリン（プロバンサイン®）	・胃内容排出速度遅延 ・十二指腸滞留時間延長 ・消化管液分泌抑制
	抗コリン作用を有する薬物		抗ヒスタミン薬、三環系抗うつ薬、フェノチアジン系薬物	
	麻薬性鎮痛薬		モルヒネ、アヘン末	

表2　消化管運動の変化を介する相互作用

影響を受ける薬物＼影響を与える薬物	消化管運動を亢進する薬物	消化管運動を抑制する薬物
主に小腸で吸収され、かつ、消化管吸収の良い薬物（大部分の薬物）	・胃内容排出時間の短縮により吸収速度は上昇、総吸収量は変化なし（消化管膜通過性の良い薬物の場合、総吸収量は胃排出時間の影響を受けない）	・胃内容排出時間の延長により吸収速度は遅延、総吸収量は変化なし
主に十二指腸の輸送担体を介して吸収される薬物（ジゴキシン、リボフラビンなど）	・吸収速度は変化なし、総吸収量は減少（十二指腸滞留時間の短縮により総吸収量が減少）	・吸収速度は変化なし、総吸収量は増加（十二指腸滞留時間の延長により総吸収量増大）
酸に不安定で、胃の滞留時間が延長すると分解が促進される薬物（レボドパなど）	・胃排出時間の短縮により吸収速度は上昇、総吸収量は増加（胃内滞留時間の短縮により薬物の胃内での分解が減少）	・吸収速度は遅延、総吸収量は減少（胃内滞留時間の延長のため薬物の胃内での分解が増加）

2-1-4　消化管内 pH の変化を介する相互作用

　胃内の pH を変化させる薬物を表 3 にまとめた。
　弱酸性あるいは弱塩基性の薬物は消化管内で溶解した後、分子型あるいはイオン型の状態で存在している。多くの薬物は単純拡散によって消化管膜を通過するのでイオン型よりも分子型の方が消化管から吸収されやすい。分子型・イオン型比は、消化管内の pH により変化するので、これらの薬物は消化管内の pH を変化させる薬物により消化管吸収が影響を受けることがある（図 5）。
　また、胃内の pH の変化によって崩壊性や溶解性が変化する製剤（錠剤、カプセル剤、散剤）は、消化管内の pH を変化させる薬物の併用により、消化管吸収が変化することがある。例えば、ケトコナゾール錠（アゾール系抗真菌薬）に H_2 受容体拮抗薬を併用投与すると、胃内の pH 上昇によりケトコナゾール錠の胃内における錠剤の崩壊性と溶解性が低下し、消化管吸収が低下する。同様にニューキノロン系抗菌薬のエノキサシン錠も H_2 受容体拮抗薬の併用により消化管吸収が低下することが知られている。

表3　消化管内pHを変化させる主な薬物

消化管内pHを上昇させる薬物	消化管内pHを下降させる薬物
プロトンポンプインヒビター 　　オメプラゾール、ランソプラゾールなど H_2受容体拮抗薬 　　シメチジン、ラニチジン、ファモチジンなど 金属イオン性制酸剤 　　MgO, $NaHCO_3$, $Al(OH)_3$, $CaCO_3$ など	酸　類 　　希塩酸、クエン酸、リン酸、アスコルビン酸など

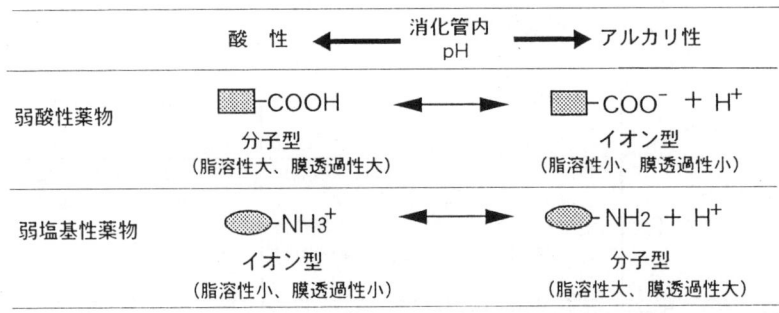

図5　消化管内pHの変化による弱酸性・弱塩基性薬物の分子型・イオン型比の変化

2-1-5　その他の吸収過程における相互作用

① 担体輸送の競合による消化管吸収の低下

　小腸上皮細胞にはアミノ酸や水溶性ビタミンなどの生体の必須物質を効率よく吸収するための輸送担体が存在する。βラクタム系抗生物質やレボドパなどの薬物は、これらの輸送担体を介して消化管から吸収されるので、同一の輸送担体を介して吸収される薬物あるいは食物が併用されると、競合により吸収が低下することがある（表4）。

表4　輸送担体を介して吸収される薬物と、それと競合する物質

薬物	輸送担体	輸送担体で競合し吸収を阻害する物質
βラクタム系抗生物質	オリゴペプチド輸送系	他のβラクタム系抗生物質、ジペプチド、トリペプチド
レボドパ	アミノ酸輸送系	アミノ酸

② 腸内細菌叢の変化による影響

　腸内の細菌叢によって微生物分解を受ける薬物の場合、これに抗生物質を併用すると腸内細菌叢の変化により、薬物のバイオアベイラビリティが変化することがある。

2—2　分布過程における相互作用（血漿タンパク結合に関する相互作用）
関連項目：各論42

　血漿タンパク結合率の高い薬物（A）が投与されている患者に、他のタンパク結合率の高い薬物（B）を併用投与すると、血漿タンパクで薬物の競合による置換が起き、急激にAの遊離型が増加し、一過性に過剰な薬理作用が発現することがある（図6）。

　しかし、血漿タンパクから遊離した薬物は、大部分が速やかに他の組織に再分布するので、一般に著しい薬効の変化は発現しない。また、遊離型薬物は、肝代謝と腎排泄を受けるので、むしろクリアランスが亢進し、半減期や持続時間の短縮、全血（結合型＋遊離型）中薬物濃度の減少がみられることがある。

以前、いくつかの薬物相互作用の発現機序が血漿タンパク結合置換によって説明されていたが、そのほとんどは他の機序によって引き起こされているということが分かってきた。最近では、血漿タンパク結合置換は相互作用の発現機序としてそれほど重要ではないということが定説になっている。

 例えば、「ワルファリンと非ステロイド性消炎鎮痛薬フェニルブタゾンの併用によりワルファリンの作用が増強する」という相互作用の発現機序について、以前は、薬物の血漿タンパク結合置換によって説明されていたが、現在では「フェニルブタゾンがシトクロムP450を阻害することにより、ワルファリンの代謝が阻害されるために作用が増強する」とされている。

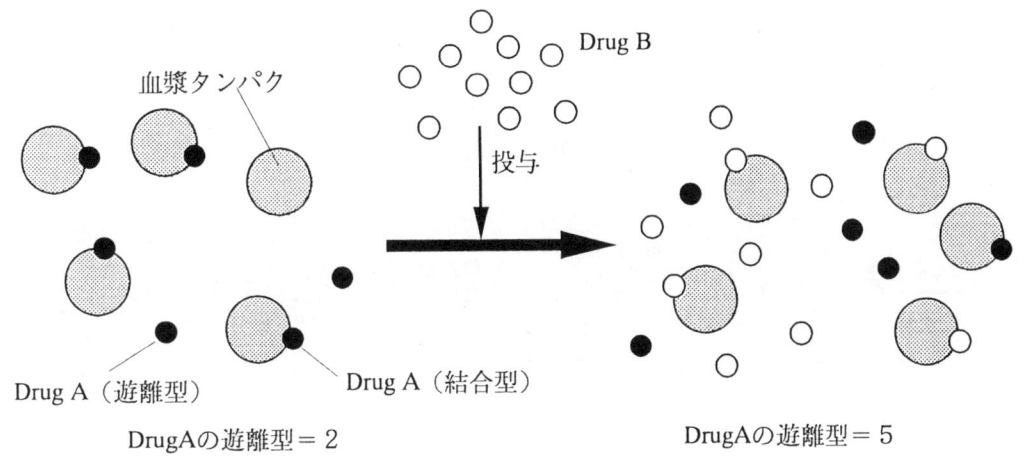

図6　血漿タンパク結合置換による相互作用の模式図

2-3　代謝過程における相互作用

 薬物は体内に取り込まれた後、薬物代謝酵素によってより極性の高い（水に溶けやすい）物質に代謝され、また、多くの薬物はそこで薬理作用が消失する（プロドラッグのように代謝により活性化する薬物もある）。

 薬物代謝反応は、酸化、水酸化、加水分解等の第Ⅰ相反応と、抱合の第Ⅱ相反応に分類できる。一般に薬物は、第Ⅰ相反応で水酸化やO-脱メチル化等により極性が増大するとともに第Ⅱ相反応を受けやすい物質に変化し、第Ⅱ相反応でグルクロン酸等の水溶性物質が導入されることによりさらに水溶性の大きな物質に変化する。第Ⅰ相反応に関与する酵素にはシトクロムP450、エポキシドヒドロラーゼ、エステラーゼ等があり、第Ⅱ相反応にはUDP-グルクロン酸転移酵素、硫酸転移酵素、グルタチオン-S-転移酵素等がある。これらの中でも特にシトクロムP450は非常に多くの薬物代謝に関与しており、代謝過程に関わる相互作用の大部分はシトクロムP450が関与している（図7）。

 薬物代謝の関わる相互作用は、薬物代謝酵素阻害によるものと薬物代謝酵素誘導によるものとに大別できる。前者では、薬物のクリアランスの低下により、薬物血中濃度の上昇、生物学的半

減期の延長が引き起こされ、後者では、薬物のクリアランスの亢進により、薬物血中濃度の低下、生物学的半減期の短縮が引き起こされる（図8）。

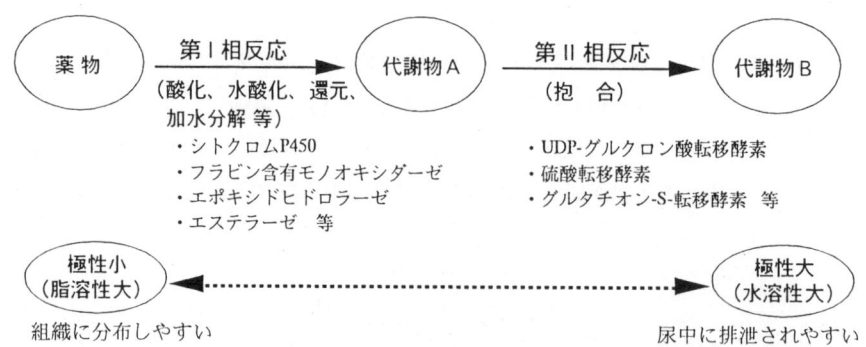

図7　薬物代謝反応の概念図

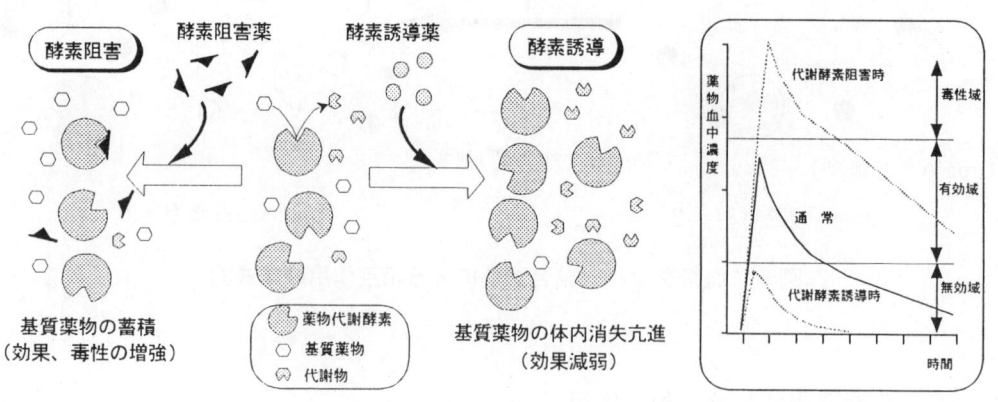

図8　代謝過程における相互作用概念図

2-3-1　シトクロムP 450（CYP）について

【CYPの特徴】

シトクロムP 450（CYP）は、①生体内に広く分布するが、特に肝細胞小胞体（ミクロソーム）に多量に存在する。②一酸化炭素と結合すると450 nm付近に吸収極大を示す。③分子量45,000から56,000（アミノ酸数480から520くらい）のヘムタンパクである（図9）。④分子状酸素（O_2）を用いて基質の一原子酸素添加反応を触媒する。⑤薬物の一次代謝反応、解毒、ステロイド代謝に重要な役割を演じている。

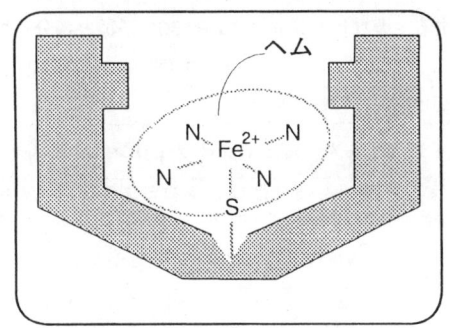

図9 シトクロムP450の模式図

【CYPの分類】

CYPは、多くの分子種から構成される酵素群であり、これらのCYP分子種は、そのアミノ酸配列の相同性から分類されており、CYP1A1, CYP1A2, CYP2D6などと記載される（CYPはCytochrome P450の略、次の数字は遺伝子ファミリー、その次のアルファベットは遺伝子サブファミリー、最後の数字は分子種分類名を示す）。

正常なヒトの肝では、20種類以上のCYP分子種が発現していることが知られている（図10）が、このうち薬物代謝に特に重要な分子種は、CYP1A2, CYP2C9, CYP2C19, CYP2D6, CYP3A4である。また、CYP3A4は小腸にも発現しており、CYP3A4の基質の初回通過効果に重要な役割を演じている。

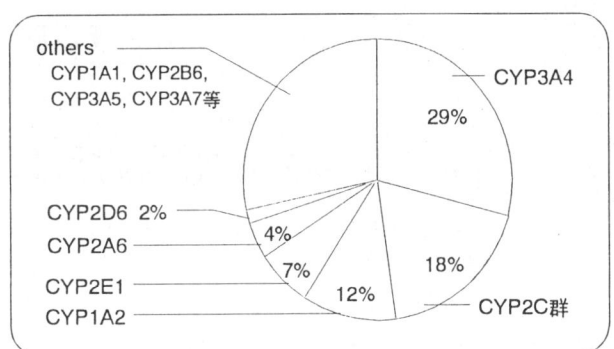

図10 ヒト肝ミクロゾーム中のシトクロムP450分子種の組成
(Shimada, T. et al. : J. Pharmacol. Exp. Ther., 270 : 414, 1994.を改変)

【CYP分子種と基質特異性】

各々のCYP分子種にはある程度の基質特異性が存在し、各々特徴ある薬物群の代謝に関与している（表5）。例えば、CYP1A2は、テオフィリン、カフェイン等のキサンチン化合物等の代謝に、CYP2D6はアミトリプチリン、イミプラミン、クロルプロマジン等の塩基性薬物の代謝に、CYP2C9はジクロフェナク、メフェナム酸、イブプロフェン等の酸性非ステロイド性消炎鎮痛薬などの代謝に関与する。また、光学異性体同士で異なるCYP分子種によって代謝されることもあり、例えば、R体とS体からなるワルファリンの場合、S体は主にCYP2C9で代

表5 薬物代謝に関与する主要なヒトシトクロムP450分子種と各分子種により代謝される薬物

CYP分子種	薬効分類	薬 物（関与する代謝過程）
CYP1A1	−	ベンゾ[a]ピレン（水酸化）
CYP1A2	キサンチン誘導体	**カフェイン**（N-脱メチル化）、**テオフィリン**（N-脱メチル化）
	抗うつ薬	**イミプラミン**（N-脱メチル化*）、**クロミプラミン**（N-脱メチル化*）、R-ミアンセリン（N-脱メチル化*）、S-ミアンセリン（N-脱メチル化、N-酸化）
	抗不整脈薬	プロパフェノン（N-脱アルキル化*）、メキシレチン（2-*,p-水酸化*）
	その他	ナプロキセン（O-脱メチル化*）、フェナセチン（O-脱エチル化*）R-ワルファリン（6-,8-水酸化）、**プロプラノロール**（N-脱イソプロピル化）
CYP2C9	酸性非ステロイド性消炎鎮痛薬	**イブプロフェン**（2-水酸化）、**ジクロフェナク**（4-水酸化）、テノキシカム（5-水酸化）、ナプロキセン（O-脱メチル化*）、**ピロキシカム**（5-水酸化）、フルルビプロフェン（4-水酸化）、**メフェナム酸**（3-水酸化）
	その他	アミトリプチリン（N-脱メチル化*）、タモキシフェン（4-水酸化*）、トルブタミド（メチル水酸化）、フェニトイン（4-水酸化）、ロサルタン（酸化*）、**S-ワルファリン**（6,7-水酸化）
CYP2C19	プロトンポンプ阻害薬	**オメプラゾール**（5-水酸化）、ランソプラゾール（5-水酸化）
	抗うつ薬	**イミプラミン**（N-脱メチル化*）、**クロミプラミン**（N-脱メチル化*）
	その他	**ジアゼパム**（N-脱メチル化*）、ヘキソバルビタール（3-水酸化）、**R-ワルファリン**（6-,8-水酸化）、フェニトイン（4-水酸化*）
CYP2D6	抗うつ薬	**アミトリプチリン**（N-脱メチル化*）、**イミプラミン**（2-水酸化）、**クロミプラミン**（8-水酸化）、デシプラミン（2-水酸化）、フルオキセチン（N-脱メチル化）、ノルトリプチリン（10-水酸化）、R-,S-ミアンセリン（8-水酸化）
	β受容体拮抗薬	**チモロール**（O-脱アルキル化）、ブプラノロール（水酸化）、**プロプラノロール**（芳香環水酸化）、メトプロロール（α-水酸化）
	抗精神病薬	**クロルプロマジン**（7-水酸化）、チオリダジン（側鎖S-酸化）、**ハロペリドール**
	抗不整脈薬	フレカイニド（O-脱アルキル化）、プロパフェノン（5-水酸化）、メキシレチン（2-,p-,m-水酸化）
	オピオイド	**コデイン**（O-脱メチル化）、デキストロメトルファン（O-脱メチル化）
	その他	デブリソキン（4-水酸化）、プロメタジン（水酸化）
CYP2E1	−	エタノール（酸化）、アセトアミノフェン（酸化）
CYP3A4	ステロイド	アンドロステロン（6β-水酸化）、**17α-エチニルエストラジオール**（2-水酸化）、**コルチゾール**（6β-水酸化）、デキサメタゾン（6α-,6β-水酸化）、**テストステロン**（6β-水酸化）、プロゲステロン（6β-水酸化）
	ベンゾジアゼピン系薬物	**ジアゼパム**（3-水酸化）、デスメチルジアゼパム（3-水酸化）、**トリアゾラム**（α-,4-水酸化）、ミダゾラム（1-,4-水酸化）
	抗不整脈薬	アミオダロン（N-脱エチル化）、**キニジン**（3-水酸化、N-酸化）、ジソピラミド（N-脱イソプロピル化）、プロパフェノン（N-脱アルキル化*）、リドカイン（N-脱エチル化）
	抗うつ薬	**アミトリプチリン**（N-脱メチル化*）、**クロミプラミン**（N-脱メチル化*）、R-ミアンセリン（N-酸化、N-脱メチル化*）
	オピオイド	**コデイン**（N-脱メチル化）、デキストロメトルファン（N-脱メチル化）、ブプレノルフィン（N-アルキル化）、フェンタニル（N-脱アルキル化）
	マクロライド系抗生物質	**エリスロマイシン**（N-脱メチル化）、**クラリスロマイシン**（14(R)-水酸化、N-脱メチル化）
	カルシウム拮抗薬	ジルチアゼム（N-脱メチル化*）、**ニフェジピン**（酸化）、ベラパミル
	免疫抑制薬	シクロホスファミド（4-水酸化*）、イフォスファミド（N-脱クロロエチル化、4-水酸化）、シクロスポリン（水酸化）、**タクロリムス**（13-脱メチル化）
	その他	**オメプラゾール**（S-酸化）、カルバマゼピン（エポキシ化）、コルヒチン（O-脱メチル化）、タキソール（6α-水酸化）、**テルフェナジン**（C-水酸化、N-脱アルキル化）、ロサルタン（酸化*）、R-ワルファリン（10-水酸化）、タモキシフェン（N-脱メチル化、4-水酸化*）、ゾニサミド

* 代謝の一部に関与している。

（治療学, Vol.32, No.3, 1998 を改変）

謝されるのに対して、R体はCYP1A1、CYP1A2、CYP2C19、CYP3A4によって代謝される。

　CYPは基質特異性が比較的低いため、一つの薬物が複数のCYP分子種で代謝されるものもある。例えば、ジアゼパムはCYP2C19とCYP3A4で代謝され、イミプラミンはCYP2D6の他、CYP1A2、CYP2C19でも代謝される。

【CYPの遺伝的多型】

　遺伝子に変異が起きると違ったアミノ酸への翻訳により、機能が低下あるいは消失したタンパクが生成されることがある。そのタンパクが生命維持に非常に重要なものであった場合、その個体は出生前あるいは成長過程で淘汰されることになる。しかし、いくつかのCYP分子種のように生命維持には直接関与しない酵素の場合、酵素に欠損がある人でも正常の酵素を持つ人と同じように生活することができる。そのためその遺伝子の欠損は子孫に何代にも渡って継承され、ついには欠損酵素を持つ個体が全人口に対してある一定の割合で存在するようになる。例外もあるが一般にこの割合が1％を超える場合を遺伝的多型という。

　ヒトのCYPでは、CYP1A2, CYP2A6, CYP2C9, CYP2C19, CYP2D6, CYP2E1に遺伝的多型が知られている。例えば、日本人の場合、CYP2C19は人口の約20％、CYP2D6は0.7％に酵素活性の著しく低い人（poor metabolizer）が存在する。また、一般に遺伝的多型には人種差があり、白人のpoor metabolizerの割合は、CYP2C19では2～6％、CYP2D6では5～10％である。

　薬物療法においてCYPの遺伝的多型は重要な意味をもつ。例えば、CYP2D6の基質であるプロメタジンを、正常の酵素をもつ人と欠損のある酵素を持つ人に投与すると、後者の方が副作用の発現率が高くなる。

2-3-2　CYP阻害による相互作用
関連項目：各論5～11

　主にCYPによって代謝されて体内から消失する薬物を投与中の患者に、CYPを阻害する薬物を併用投与すると、前者の代謝が低下することにより薬物が体内に蓄積し、過剰な薬理作用や中毒症状が発現する。

【相互作用の特異性】

　前述したとおり、CYPはある程度の基質特異性をもっているので、相互作用においても、CYPの基質薬物と阻害薬物との間に特異性がみられる（表5,6参照）。例えばCYP3A4によって代謝されるトリアゾラムにCYP3A4を阻害するエリスロマイシンを併用すると、トリアゾラムの血中濃度やAUCが増加する。一方、トリアゾラムにCYP1A2を阻害するニューキノロン系抗菌薬を併用した場合には相互作用が発現しない。

【CYP阻害薬】

　表6に代表的なCYP阻害薬を、表7にその阻害機序をまとめた。

表6 主なシトクロムP450阻害薬

薬物	薬効	阻害される分子種	関連項目
エノキサシン、トスフロキサシン、シプロフロキサシン	ニューキノロン系抗菌薬	CYP1A2	各論5
フルボキサミン	抗うつ薬(セロトニン再取込阻害薬)	CYP1A2(その他CYP2C19, CYP2D6, CYP3A4も阻害する)	−
スルファメトキサゾール	サルファ剤	CYP2C9	各論9
オメプラゾール	プロトンポンプ阻害薬	CYP2C19	−
アミオダロン	抗不整脈薬	CYP2C19	−
ハロペリドール	抗精神病薬	CYP2D6	−
キニジン、プロパフェノン	抗不整脈薬	CYP2D6	−
シメチジン	H_2受容体拮抗薬	非特異的にP450を阻害するが、相対的にCYP2D6とCYP3A4を強く阻害する。	各論5〜10
ミコナゾール、ケトコナゾール、イトラコナゾール、フルコナゾール	アゾール系抗真菌薬	非特異的にP450分子種を阻害するが、相対的にCYP3A4を強く阻害する	各論6〜10
エリスロマイシン、クラリスロマイシン	マクロライド系抗生物質	CYP3A4	各論5〜10
インジナビル、サキナビル	HIVプロテアーゼ阻害薬	CYP3A4	各論6〜9
エチニルエストラジオール	卵胞ホルモン薬	CYP3A4	各論6〜9
ジルチアゼム	カルシウム拮抗薬	CYP3A4	各論6〜10
ダナゾール	エチステロン誘導体	CYP3A4	各論6〜10
グレープフルーツジュース	−	小腸のCYP3A4(肝のCYP3A4には影響しない)	各論11

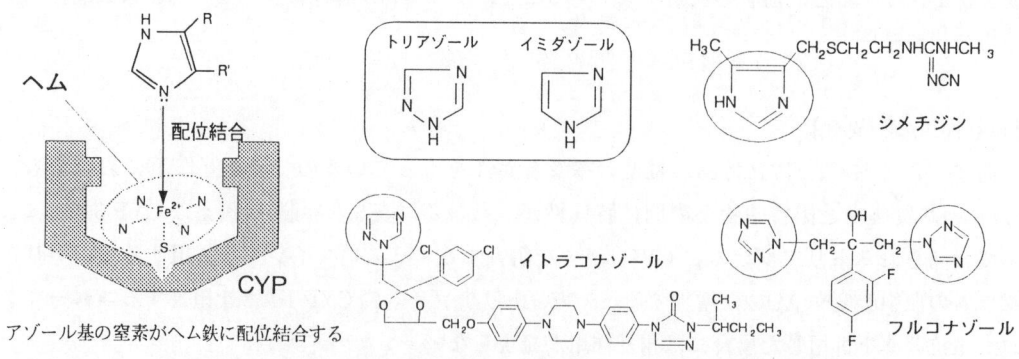

図11 シメチジンおよびアゾール系抗真菌薬のシトクロムP450阻害機構

表7　シトクロムP450の阻害機序とその代表的な薬物

阻害機序	解　説	代表的CYP阻害薬
薬物同士がCYPで競合	同一のCYP分子種で代謝される薬物が併用された場合、CYPで薬物同士が競合し、代謝を阻害することがある（臨床で問題になることは少ない）。	・P450で代謝される薬物全て
薬物がCYPタンパクに疎水結合	薬物がCYPタンパクに強く疎水結合し、他の基質が酵素に結合するのを阻害する。酵素阻害は可逆的。	・ニューキノロン系抗菌薬 ・オメプラゾール
薬物（未変化体）がCYPのヘム鉄に配位結合	薬物が、CYPの活性中心であるヘム鉄第6配座子に配位結合し、CYPの活性化を阻害する。酵素阻害は可逆的。	・シメチジン ・アゾール系抗真菌薬
薬物の代謝物あるいは代謝中間体がCYPのヘム鉄に配位結合	薬物がCYPによって代謝される過程で生じた薬物の中間代謝物が、CYPのヘム鉄第6配座子に配位結合し、CYPの活性化を阻害する。	・マクロライド系抗生物質
自殺機序によってCYPを破壊	CYPによって代謝される過程で生成した基質薬物の中間代謝物がCYPのヘムに不可逆的に結合し、酵素を破壊する。酵素阻害は**不可逆的**であり、新しく酵素が生合成されるまで酵素活性は回復しない。	・エチニルエストラジオール ・クロラムフェニコール ・セコバルビタール

　ニューキノロン系抗菌薬は、CYPの活性中心近傍の疎水性アミノ酸残基に強く結合（疎水結合）し、他の基質のCYPへの結合を阻害する。ニューキノロン系抗菌薬は、CYP1A2を比較的選択的に阻害する。ニューキノロン系抗菌薬の中でも特にエノキサシンはCYP阻害作用が顕著であり、トスフロキサシン、シプロフロキサシンもCYP阻害作用を有する。オフロキサシン、ロメフロキサシン、フレロキサシン、スパルフロキサシンはCYP阻害作用がないか、あっても弱い程度である。オールドキノロン系抗菌薬のピペミド酸も強いCYP阻害作用を有する。

　H_2受容体拮抗薬のシメチジンは、その分子構造中にイミダゾール基を有しているが、この基に含まれる窒素原子がCYPの活性中心であるヘム鉄に強く結合（配位結合）し、CYPを阻害する（図11）。シメチジンはいくつかのCYP分子種に作用するが、相対的にCYP2D6とCYP3A4を強く阻害する。他のH_2受容体拮抗薬として、ラニチジンも弱いCYP阻害作用があるが臨床上ほとんど問題にはならない。また、ファモチジン、ニザチジン、ロキサチジンアセタートはCYP阻害作用がない。

　アゾール系抗真菌薬（ミコナゾール、ケトコナゾール、イトラコナゾール、フルコナゾール等）は、これら全てが分子構造中にイミダゾール基あるいはトリアゾール基を有しており、そのためシメチジンと同様の機序によりCYPを阻害する。アゾール系抗真菌薬は原理的に全てのCYP分子種に作用するが、特にCYP3A4を強く阻害する。

　マクロライド系抗生物質のエリスロマイシンは基質としてCYP3A4に結合した後、アミノ糖部の三級アミンが脱メチル化されるが、その際、中間体としてニトロソアルカン体が生成し、これがヘム鉄に配位結合することによってCYPを阻害する（図12）。マクロライド系抗生物質の中でも、特にエリスロマイシンとトロレアンドマイシンはCYP阻害作用が強く、クラリスロマイシン、ミデカマイシン等は比較的弱い。アジスロマイシン、ロキタマイシンはCYPを阻害しない（表8）。

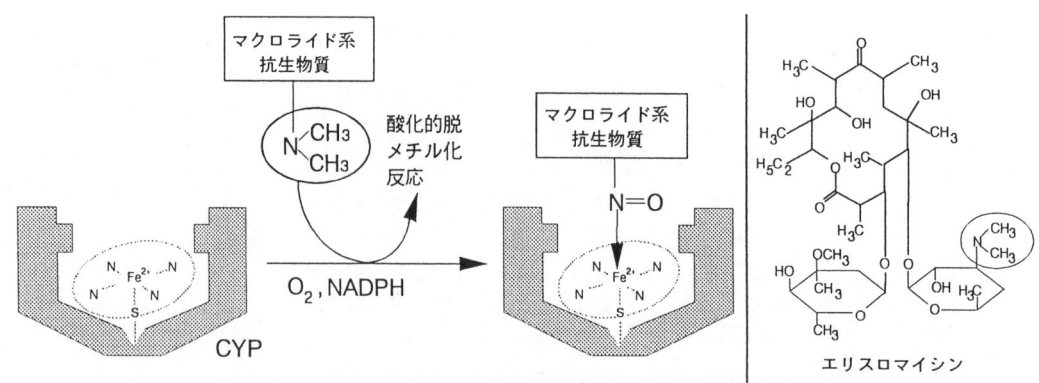

図12　マクロライド系抗生物質のシトクロムP450阻害機構

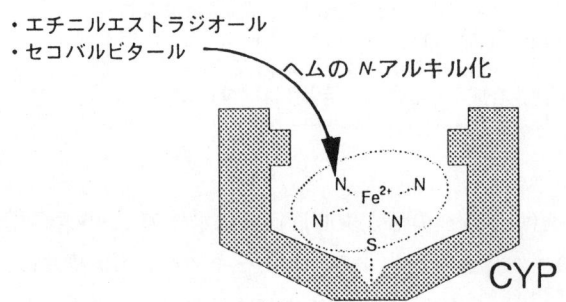

図13　エチニルエストラジオールおよびセコバル
　　　ビタールのシトクロムP450の阻害機構

表8　各種マクロライド系抗生物質のCYP阻害作用の相違

CYP阻害作用強い	・エリスロマイシン(14) ・トロレアンドマイシン(14)
CYP阻害作用弱い	・クラリスロマイシン(14) ・ロキシスロマイシン(14) ・ジョサマイシン(16) ・ミデカマイシン(16)
CYP阻害作用無し	・アジスロマイシン(15) ・ロキタマイシン(16) ・スピラマイシン(16)

( )内の数字はマクロライド骨格の員環数

　エチニルエストラジオールやセコバルビタールは、CYPのヘムのピロール環をN-アルキル化して破壊し、CYPを失活させる。この機序による酵素阻害の場合、新しい酵素が生合成されるまでは酵素活性は回復しない（図13）。
　グレープフルーツジュースに含まれるある成分はCYP 3 A 4 を阻害する（グレープフルーツジュースの阻害物質としてはフラノフラボノ誘導体が有力視されている）。ただし、グレープフルーツジュースを飲用した場合に阻害される酵素は消化管内のCYP 3 A 4のみであり、肝の

CYP3A4は阻害されない。従って、グレープフルーツジュースが関与する相互作用は、CYP3A4基質を経口投与したときにのみみられ、静注投与の場合は発現しない。

2-3-3 CYP誘導による相互作用
関連項目：各論12〜16

CYPによって代謝される薬物を投与されている患者に、CYPを誘導する薬物（CYP誘導薬）を併用投与すると、前者の体内消失の亢進により血中濃度が低下し、作用が減弱することがある。例えば、経口避妊薬投与中の患者にリファンピシンを併用すると、CYPが誘導され経口避妊薬のクリアランスが亢進し、避妊効果が減弱する。

一方、CYPで活性化されるプロドラッグの場合は、これにCYP誘導薬を併用するとプロドラッグから活性代謝物への生成が亢進するので、その薬理作用あるいは毒性が増強することがある。例えば、抗悪性腫瘍薬シクロホスファミドにCYP誘導薬であるフェノバルビタールを併用するとシクロホスファミドの活性化が促進され、毒性が強く現れることがある（図14）。

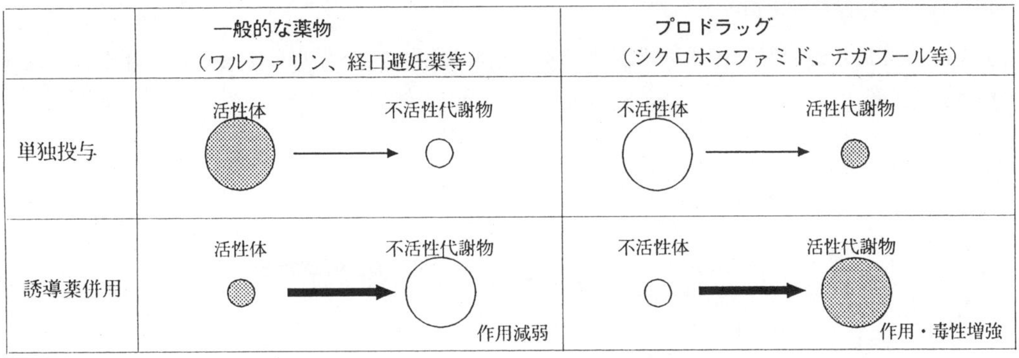

図14 酵素誘導による相互作用の模式図

【CYP誘導薬】

CYP誘導薬と誘導されるCYP分子種の関係については、まだ完全には明らかにされていないが、これまでに分かっているところを表9にまとめた。酵素誘導薬の中でも、特に抗結核薬のリファンピシンや、抗てんかん薬のフェノバルビタール、フェニトインは、酵素誘導が原因と考えられる相互作用の報告が多く、他の薬物を併用投与する場合には注意する必要がある。

CYPは分子種によって誘導の受け易さに程度差があり、ヒトではCYP3A4が最も酵素誘導を受け易く様々な薬物によって誘導される。CYP1A2、CYP2E1も誘導を受けやすい。CYP2C9やCYP2C19は比較的酵素誘導を受けにくく、CYP2D6は酵素誘導されないか、あっても非常に弱い程度である。

表9　代表的なCYP誘導薬

誘導薬	誘導されるP450分子種	関連項目
リファンピシン	・主にCYP3A4を誘導する。 ・その他CYP2C9, CYP2C19も誘導する	各論12〜14
フェノバルビタール	・CYP2C9やCYP3A4を誘導すると考えられている＊	各論15〜16
フェニトイン、カルバマゼピン、プリミドン	・CYP2C9やCYP3A4を誘導すると考えられている	各論15〜16
エタノール、イソニアジド	・CYP2E1	―
副腎皮質ホルモン薬	・CYP3A4	―
多環芳香族炭化水素、（喫煙）	・CYP1A2	―
セントジョーンズワート（セイヨウオトギリソウ）	・CYP1A2, CYP3A4	各論12の備考欄

＊ラットではCYP2Bが顕著に誘導される。

2-3-4　CYP以外の薬物代謝酵素阻害による相互作用
関連項目：各論17〜23

表10にCYP以外の薬物代謝酵素が関与する相互作用の主なものをまとめた。詳細は各論を参照されたい。

表10　CYP以外の酵素が関与する主な相互作用

影響を受ける主な薬物	影響を与える薬物 （酵素阻害薬）	関連する酵素	相互作用の症状	関連項目
・フルオロウラシル系薬物	・ソリブジン	ジヒドロチミンデヒドロゲナーゼ	・重篤な血液障害	各論17
・アルコール ・アルコール含有製剤	・ジスルフィラム ・NMTT基＊を有するセフェム系抗生物質	アルコールデヒドロゲナーゼ	・二日酔い症状、アンタビュース様症状	各論18, 19
・テオフィリン ・メルカプトプリン誘導体（内用剤）	・アロプリノール	キサンチンオキシダーゼ	・テオフィリン中毒 ・メルカプトプリン毒性の発現	各論20, 21
・レボドパ	・ビタミンB6製剤	ドパ脱炭酸酵素	・レボドパの作用減弱	各論22
・レボドパ ・ドロキシドパ	・MAO阻害薬	MAO＊＊	・血圧上昇	各論23
・ビダラビン	・ペントスタチン	アデノシンデアミナーゼ	・ビダラビン毒性発現	―

＊NMTT基：N-メチルテトラゾールチオメチル基、＊＊MAO：モノアミンオキシダーゼ

2−4　腎排泄過程における相互作用
関連項目：各論24〜27

【腎の排泄機能について】

　腎臓は、体腔背側に左右1個ずつ存在し、重量が1個120ｇ程度の実質臓器で、ネフロンとよばれる構造機能単位と、それをとりまく血管系から構成される。ネフロンは糸球体と尿細管から構成されており、腎臓1個あたり100万個程度存在する。

　糸球体では血漿の20％が濾過されて尿細管腔に流入し原尿となる（糸球体濾過）。このとき分子量数千程度の小さな分子は濾過されるが、血漿タンパクなどの大きな分子は濾過されない。尿

細管では、水分、電解質、糖、アミノ酸などの体に必要な物質が各種の輸送系を介して再吸収され（尿細管再吸収）、残った不要な物質が濃縮されて尿となる。ただし生体にとって不要な物質であっても脂溶性の高い物質は単純拡散によって尿細管膜を通過し再吸収される。また、尿細管には、物質を血中から尿細管腔へ排泄する能動輸送系があり、これを介して生体にとって不用な物質や老廃物が効率よく尿中へ排泄される（尿細管分泌）。

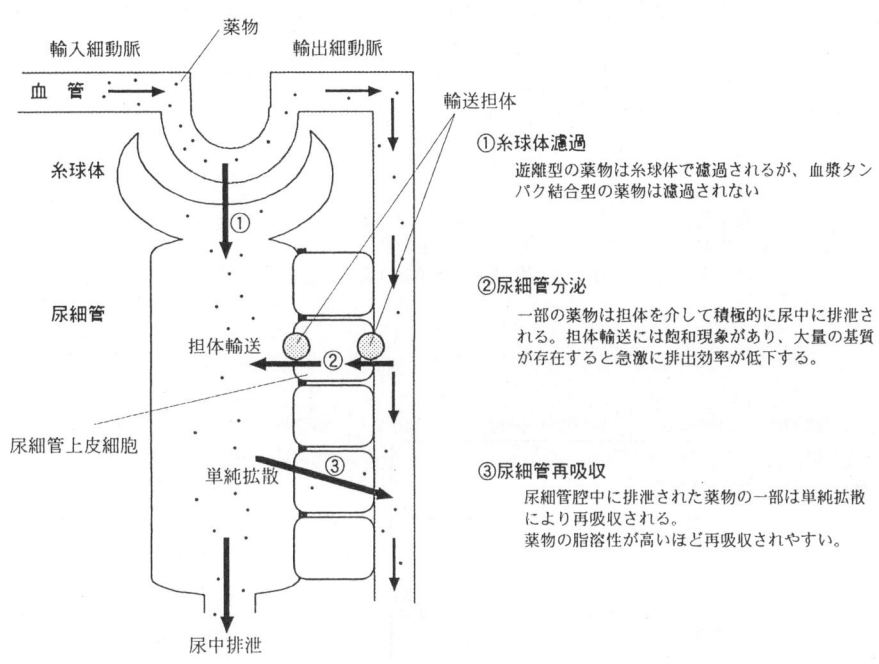

図15　ネフロンにおける薬物の挙動

【腎排泄過程における相互作用】
　ネフロンにおける薬物の挙動を図15に示した。薬物は、糸球体濾過、尿細管分泌により尿中に移行し、尿細管再吸収により一部が血中へ再吸収される。これら3つの過程で各々異なる機序の薬物相互作用が発現する。

① 糸球体濾過過程における相互作用〈薬物の血漿タンパク結合置換に関連した相互作用〉
　血漿タンパク結合率の高い薬物を2種類以上併用すると、血漿タンパクでの薬物同士の競合により一方の薬物の遊離型が増加することがある（図6参照）。遊離型の薬物は糸球体で濾過されるため結果的にその薬物の腎クリアランスが増加する。しかし、この機序による相互作用は臨床上それほど問題にはならない。

② 尿細管分泌過程における相互作用
　尿細管の上皮細胞には、担体を介して体内の異物を血中から尿中に積極的に排出するための輸送系がいくつか存在する。薬物の排泄に関わる輸送系としては、有機アニオン輸送系、有機

表11　尿細管分泌に関与する輸送系と主な基質薬物

輸送系	特　徴	輸送される主な薬物
有機アニオン輸送系	・有機アニオン性物質を能動的に輸送（βラクタム系抗生物質などの両性物質も輸送）。 ・近位尿細管に存在。	p-アミノ馬尿酸、アセタゾラミド、インドメタシン、クロルプロマジン、サイアザイド系薬物、ペニシリン系抗生物質、セフェム系抗生物質、メトトレキサート、サリチル酸系薬物、スルホンアミド類、スピロノラクトン、フロセミド、プロベネシド、パニペネム、ベタミプロンなど
有機カチオン輸送系	・有機カチオン性物質を能動的に輸送。 ・近位尿細管に存在。	アミトリプチリン、イミプラミン、アンフェタミン、キニジン、キニーネ、ドパミン、ネオスチグミン、ペチジン、モルヒネ、シメチジン、プロカインアミドなど
P糖タンパクを介した輸送系	・生体の様々な異物を能動的に輸送*。 ・近位尿細管に存在。	ジゴキシン、ベラパミル、キニジン、スピロノラクトン、シクロスポリン、ニフェジピン、抗癌剤など

＊P糖タンパクは、当初、癌細胞の多剤耐性の原因物質として見いだされた170kDaの膜内在性糖タンパクで、P糖タンパクの発現した癌細胞は抗癌剤を含む様々な物質をATPを消費しながら細胞外に排出する。最近、P糖タンパクは正常細胞にも発現していることが分かり、生体の異物排出機構の一つであることが示唆されている。これまでに近位尿細管、肝の毛細胆管、消化管上皮細胞、脳毛細血管内皮細胞、副腎皮質などで存在が確認されている。

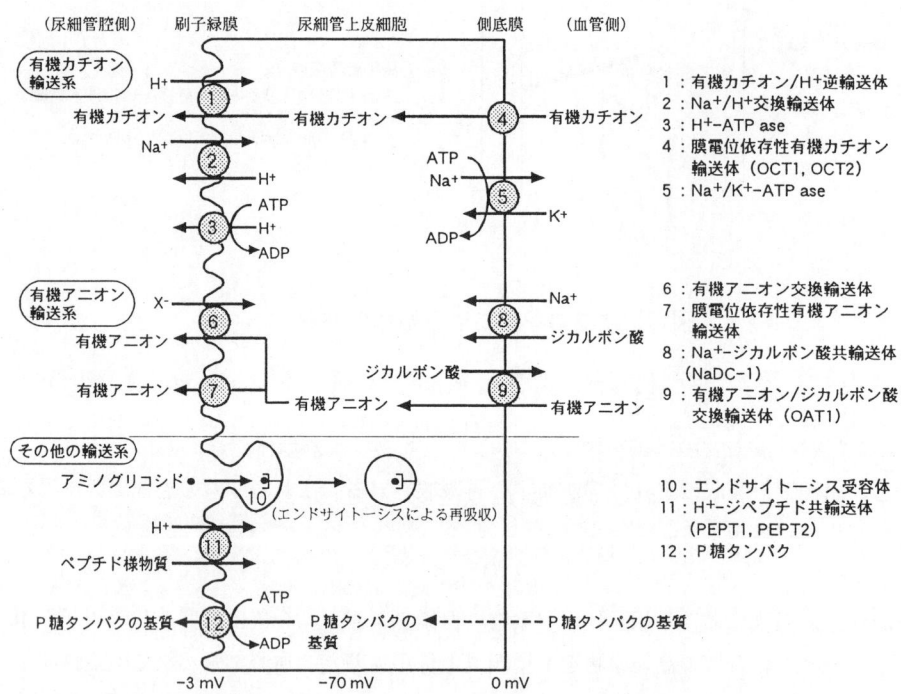

図16　腎尿細管上皮細胞膜に存在する薬物輸送体およびその駆動力形成に関わる輸送体
（治療学，32: 301-304, 1998より引用）

尿細管分泌は、基質（薬物）の血管側から尿細管上皮細胞内への輸送と、細胞内から尿細管腔への輸送からなる。尿細管上皮細胞の細胞膜には血管側と尿細管腔側で各々性質の異なる様々な輸送担体が存在し、図で示すように、これらの輸送担体がイオン濃度勾配や膜電位を利用しながら協力して駆動することにより、薬物を血管側から尿細管腔側に輸送している（いずれの輸送系においても、その原動力としてATPが消費されることに着目せよ）。

カチオン輸送系、P糖タンパクが代表的であり、各々異なる薬物群の輸送に関与しており、これらの薬物の腎排泄に重要な役割を演じている（図16、表11）。これらの輸送系は輸送担体を介して薬物を尿中に排泄するため、同一の輸送系を介する薬物が複数投与されると、担体における薬物同士の競合により薬物の排泄効率が低下する。

この機序による相互作用は臨床上問題となる相互作用が多数知られている。例えば、メトトレキサートとプロベネシドはいずれも有機アニオン輸送系を介して尿細管分泌されるが、これらを併用するとメトトレキサートの尿細管分泌の低下により体内に蓄積し、毒性が増強される。

③ 尿細管再吸収過程における相互作用

薬物の尿細管からの再吸収は主に尿細管上皮細胞膜への単純拡散を介して行われるので、より脂溶性の高い物質（＝分配係数の大きな物質）ほど再吸収されやすい。また、弱酸性あるいは弱塩基性薬物は、溶媒のpH変化によって分子型・イオン型比が変化し、それに伴い脂溶性が変化するので、これらの薬物と尿のpHを変化させる薬物を併用すると、尿細管腔内で分子型・イオン型比が変化し、尿細管再吸収率が変化する（図17）。

例えば、酸性薬物のクロルプロパミドと炭酸水素ナトリウムを併用すると、尿のアルカリ化によってクロルプロパミドのイオン型の比率が大きくなり尿細管再吸収が低下する。逆に、クロルプロパミドと塩化アンモニウムを併用すると、尿の酸性化によってクロルプロパミドの尿細管再吸収率が増加する。

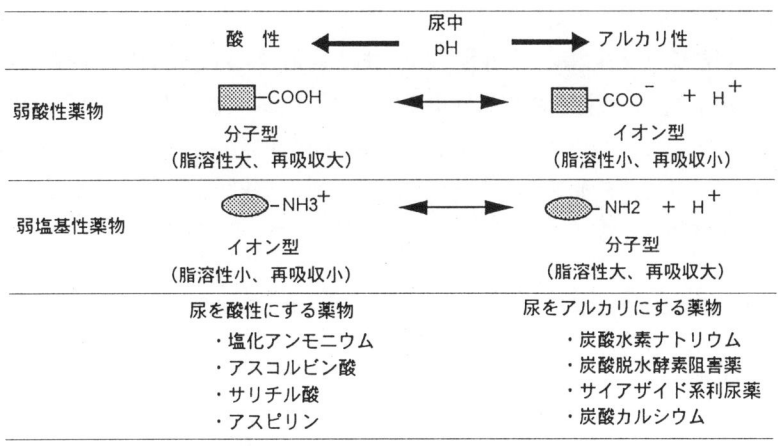

図17　尿中pHの変化による弱酸性・弱塩基性薬物の分子型・イオン型比の変化

3　薬力学的相互作用

関連項目：各論28〜41

【薬力学的相互作用】
　薬力学的相互作用とは、薬物受容体や生理機構を介した相互作用のことであり、本機序による相互作用では薬物血中濃度の変化は伴わない。薬力学的相互作用は、①同一の作用部位（受容体）で起こるものと、②異なる作用部位で起こるものとに大別できる（図18）。

① 同一の作用部位における相互作用
　　同一の受容体に作用する2種類の作動薬（あるいは拮抗薬）を併用すると、各々の薬理作用が増強される。例えば、アドレナリンβ_2受容体作動薬のフェノテロールとプロカテロールを併用すると、気管支拡張作用が相互に増強される（副作用も増強する）。
　　一方、同一の受容体に作用する作動薬と拮抗薬を併用すると、作動薬の薬理作用が減弱あるいは消失させられる。例えば、オピオイド鎮痛薬であるモルヒネに麻薬拮抗薬のナロキソンを併用するとモルヒネの鎮痛作用が消失する。なお、部分作動薬は単独では受容体に対して作動薬として作用するが、完全作動薬と併用した場合は拮抗薬として作用する（各論29参照）。

② 異なる作用部位における相互作用
　　異なる作用部位（受容体）に作用するが、ある効果器に対して同様な効果を与える2種類の薬物を併用すると、その薬理作用は相互に増強される。例えば、プラゾシンとニフェジピンを併用投与すると、プラゾシンは血管平滑筋のα_1受容体を遮断することにより、ニフェジピンは血管平滑筋のカルシウムチャネルを阻害することにより、相乗的に血管平滑筋を弛緩し、血圧を下降させる。

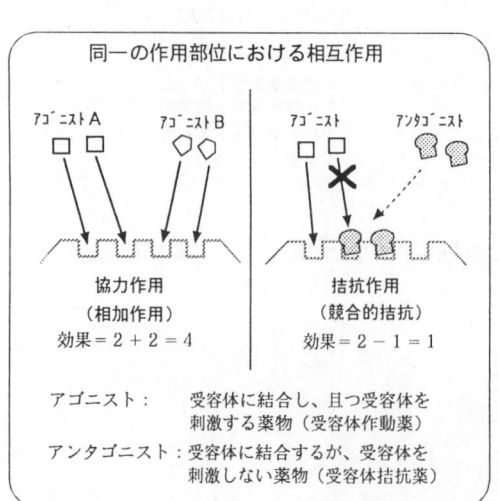
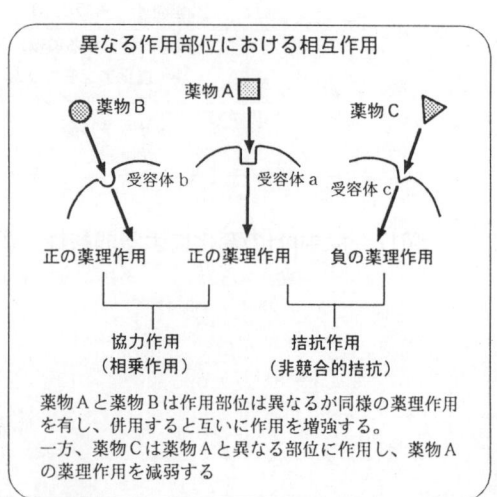

図18　薬力学的相互作用の模式図

一方、異なる作用部位（受容体）に作用するが、ある効果器に対して逆の効果を与える2種類の薬物を併用すると、互いにその薬理作用が減弱される。このタイプの相互作用の例としてアセチルコリンとパパベリンの併用があげられる（後述）。

【用語解説】
1 協力作用と拮抗作用
 ・協力作用：同一あるいは類似の作用を持つ2種類の薬物を作用させるとき、その効果が単一の薬の作用よりも強く現れる現象。協力作用のうち、2種類の薬物の併用投与時の作用強度が、各々の薬物の単独投与時の作用強度の和と同等であるときは相加作用と呼ばれ、その和よりも強く現れるときは相乗作用と呼ばれる。一般に2種類の薬物の作用点（受容体）が同一のときは相加作用、異なるときは相乗作用が現れる（Bürgiの法則）。
 ・拮抗作用：2種類の薬物を作用させるとき、その作用が減弱あるいは消滅する現象。拮抗作用はその様式の違いから、①化学的拮抗、②生理学的拮抗、③薬理学的拮抗に分類される。①化学的拮抗は、化学反応によって薬物の化学構造が変化し、薬理作用あるいは毒性が減弱する拮抗現象（例：水銀中毒時にジメルカプロールを投与して水銀を解毒）。②生理学的拮抗は、2種の薬物が生理的に相反する反応を引き起こすことによって生じる拮抗現象で、機能的拮抗ともいう（例：交感神経作動薬と副交感神経作動薬の併用による相互の薬理作用の減弱）。③薬理学的拮抗：薬物の薬理作用に基づく拮抗現象。薬理学的拮抗は相互作用メカニズムの相違から、さらに競合的拮抗と非競合的拮抗に分けられる。

2 競合的拮抗と非競合的拮抗
 ・競合的拮抗：同一の受容体に作用する受容体作動薬と受容体拮抗薬が、受容体で競い合うことによって起きる拮抗現象（質量作用の法則に従う拮抗現象）。例えば、アセチルコリンにアトロピンを併用投与すると、ムスカリン受容体で両者が互いに競合してアセチルコリンの作用が減弱する。
 ・非競合的拮抗：ある薬物が受容体に直接結合しないで受容体の近傍に作用し、受容体作動薬の薬理作用を抑制的に干渉する現象。例えば、アセチルコリンとパパベリンを消化管に適用した場合、アセチルコリンはムスカリン受容体に作用し消化管を収縮させようとするが、パパベリンは平滑筋に直接作用することにより、アセチルコリンの消化管収縮作用を抑制する。

【用量―反応曲線にみる相互作用】
　図19は、ある受容体作動薬（薬物A）の用量反応曲線①が、各種の薬物を併用することにより、どのように変化するかを示したものである。各々、曲線②は薬物Aと同一の受容体に作用する他の作動薬（薬物B）を前処理したときの用量反応曲線、曲線③はAと同一の受容体に作用する競合的受容体拮抗薬（薬物C）を前処理したときの用量反応曲線、曲線④はA

とは異なる部位に作用しAの薬理作用に拮抗する薬物D（非競合的拮抗薬）を前処理したときの用量反応曲線である。

　図で示したとおり、薬物Aの用量反応曲線①は、薬物Bを前処理すると低用量側（左側）に平行移動し、薬物Cを前処理すると高用量側（右側）に平行移動し、薬物Dを前処理すると曲線①が頭打ちとなった用量反応曲線に変化する。

例：腸管標本を用いてアセチルコリンの用量―反応曲線を作成すると、ムスカリン受容体作動薬のメサコリンを前処理した場合は用量反応曲線が左側に平行移動し、ムスカリン受容体の競合的拮抗薬であるアトロピンを前処理した場合は右側に平行移動する。また、平滑筋弛緩薬であるパパベリンを前処理するとアセチルコリンの用量反応曲線は頭打ちの曲線になる。

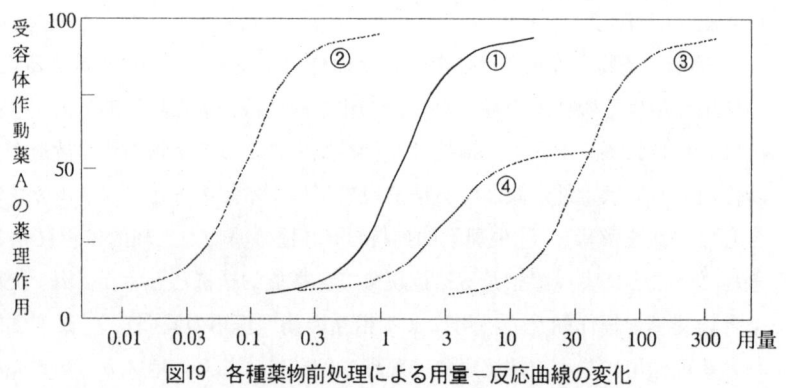

図19　各種薬物前処理による用量－反応曲線の変化

①受容体作動薬Aを単独投与、②Aと同一の受容体に作用する受容体作動薬Bを前処理、③Aの競合的拮抗薬Cを前処理、④Aの非競合的拮抗薬Dを前処理

4 薬物と飲食物との相互作用

関連項目：各論 2, 11, 12, 18, 19, 22, 23, 38, 39, 41

薬物と飲食物の相互作用の主なものを表 12 にまとめた。この中で、臨床上問題となる相互作用については、各論でも取り上げて解説を加えたので参照されたい。

表12 飲食物と薬物との相互作用

飲食物（A）	薬物（B）	相互作用	機　序	関連項目
牛乳*	テトラサイクリン系抗生物質	Bの消化管吸収低下により作用減弱	Aに含有されるカルシウムイオンとBが結合し、難吸収性のキレートを生成	各論2
お茶**	鉄剤	鉄剤のバイオアベイラビリティが低下	Aに含まれるタンニンがBと結合し、難吸収性のキレートを生成	-
グレープフルーツジュース	CYP3A4で代謝される薬物（内用剤に限る）	薬物の初回通過効果が低下し、Bのバイオアベイラビリティが増加	Aが消化管内のCYP3A4を阻害	各論11の備考欄
セントジョーンズワート（セイヨウオトギリソウ）	CYP1A2あるいはCYP3A4で代謝される薬物	Bの作用が減弱	AがCYP1A2およびCYP3A4を誘導	各論12の備考欄
アルコール飲料	ジスルフィラム、NMTT基を有するセフェム系抗生物質	アンタビュース様症状、二日酔い症状	Bがアルコールデヒドロゲナーゼを阻害	各論18, 19
高タンパク食	レボドパ	レボドパの作用が減弱	AがBの消化管吸収を阻害	各論22の備考欄
チラミン含有飲食物	MAO阻害薬	高血圧症状	チラミンの蓄積	各論23の備考欄
アルコール	中枢神経抑制薬	過度の中枢神経抑制	中枢神経抑制作用の相乗作用	各論38
アルコール飲料	インスリン	低血糖症状	血糖降下作用の相乗作用	各論39
ビタミンKの多量含有食品（納豆、クロレラ、緑色野菜）	ワルファリン	ワルファリンの作用減弱	Bの作用点にAが拮抗	各論41の備考欄

* それほど影響がないとする報告もある。
**タンニンと鉄イオンを混合すると確かに難吸収性のキレートを生成するが、鉄剤には必要十分以上の鉄が含まれているので、お茶の飲用によって少々鉄の吸収が減少しても、臨床上は問題がないとされる。

参考文献
・治療，76：2-160,1994.
・月刊薬事，38：47-107,1996.
・Hansten, P.D. and Horn, J. R., Drug Interactions and Updates, Applied Therapeutic, USA, 1997.
・薬局，50：1-100,1999.
・治療学，32：6-101,1998.
・『飲食物・嗜好品と医薬品の相互作用』研究班編，飲食物・嗜好品と医薬品の相互作用改訂第3版，薬業時報社，1998.

各 論

吸収過程における相互作用

1	ニューキノロン系抗菌薬　⇔　多価金属陽イオン含有製剤（制酸剤、鉄剤、カルシウム剤など） —抗菌作用の減弱—
ニューキノロン系抗菌薬（内用剤）	〈薬剤〉エノキサシン（フルマーク^R）、ノルフロキサシン（バクシダール^R）、シプロフロキサシン（シプロキサン^R） 〈薬効〉ニューキノロン系抗菌薬。作用は殺菌的で、グラム陰性桿菌、陽性球菌のほか広い抗菌スペクトルを有し、抗菌力も強い。各種感染症に繁用される。
多価金属陽イオン含有製剤（内用剤）	制酸剤：酸化マグネシウム、乾燥水酸化アルミニウムゲル（アルミゲル^R）、水酸化アルミニウム・水酸化マグネシウム配合剤（マーロックス^R）、水酸化アルミニウムゲル・酸化マグネシウム配合剤（コランチル^R）など 鉄製剤：硫酸鉄（フェロ・グラデュメット^R）、クエン酸第一鉄ナトリウム（フェロミア^R）、ピロリン酸第二鉄（インクレミン^R）など カルシウム製剤：乳酸カルシウム、グルコン酸カルシウム（カルチコール^R）、L－アスパラギン酸カルシウム（アスパラCA^R）、沈降炭酸カルシウムなど その他：ジダノシン（ヴァイデックス^R） HIV逆転写酵素阻害薬（抗AIDS薬）。ヴァイデックス^{R}は、その有効成分であるジダノシンの胃酸による分解防止のために、pH緩衝剤としてAl^{3+}, Mg^{2+}が比較的大量に含有されている。
相互作用	併用によりニューキノロン系抗菌薬の消化管吸収が阻害され、抗菌効果が減弱する。 ＜参考＞5人の健常男性に各種ニューキノロン系抗菌薬を経口投与し、水酸化アルミニウムゲル同時服用によるニューキノロン系抗菌薬の薬物動態の変化を検討した。その結果、水酸化アルミニウムゲルを併用したときのAUCは水酸化アルミニウムゲル非投与時に比較して、各々、ノルフロキサシンは97％、エノキサシンは85％、オフロキサシンは48％減少した（図1）[1]。 図1　制酸剤（水酸化アルミニウムゲル）併用によるニューキノロン系抗菌薬のバイオアベイラビリティの低下
症　　状	充分な抗菌効果が得られないことによる感染症の悪化

機　序	ニューキノロン系抗菌薬と多価金属陽イオンが結合して難吸収性のキレートを形成し、ニューキノロン系抗菌薬の消化管吸収が阻害される（図2）[2]。 M^{++}：金属イオン キレート形成能 $Al^{3+} > Fe^{2+} \geq Mg^{2+} > Ca^{2+}$ 難吸収性キレート **図2　ニューキノロン系抗菌薬と金属イオンによるキレート形成の模式図**
対　策	・ニューキノロン系抗菌薬と多価金属陽イオンを含む製剤は、同時に服用しないようにする（投与間隔をあける）。 ・ニューキノロン系抗菌薬が投与されている患者で、胃内のpHを上昇させる必要がある場合は、多価金属陽イオンを含まない薬剤を選択する（H_2受容体拮抗薬などを用いる）。 ・牛乳など多価金属陽イオンを多量に含む飲食物との併用も避けることが望ましい。
臨床報告例	・健常人を対象に、シプロフロキサシン単独投与時とマーロックス[R]（水酸化アルミニウム・水酸化マグネシウム配合剤）併用時におけるシプロフロキサシンの体内動態を比較したところ、単独投与時のCmaxは平均1.7 mg/Lであったのに対し、マーロックス[R]併用時では平均0.1 mg/Lであった[3]。 ・エノキサシン200 mgに水酸化アルミニウムゲル1 gを併用したところ、エノキサシンのCmaxは79.7％、AUCは84.6％減少した。
備　考	1　他のニューキノロン系抗菌薬と多価金属陽イオンとの相互作用 　　ニューキノロン系抗菌薬の中でも、ノルフロキサシンやシプロフロキサシンは多価金属陽イオン含有製剤との相互作用を起こしやすく、スパルフロキサシン、フレロキサシンなどは相互作用を起こしにくい（表1）。 **表1　水酸化アルミニウム併用によるニューキノロン系抗菌薬の消化管吸収の低下**[4] | 一般名	商品名	Cmax減少率(％)*	AUC減少率(％)*
---	---	---	---
ノルフロキサシン	バクシダール[R]	>93.1	97.3
シプロフロキサシン	シプロキサン[R]	88.9	88.0
トスフロキサシン	オゼックス[R]	78.6	73.0
エノキサシン	フルマーク[R]	79.6	84.6
オフロキサシン	タリビッド[R]	59.4	47.9
ロメフロキサシン	ロメバクト[R]	36.6	34.7
スパルフロキサシン	スパラ[R]	21.8	35.1
フレロキサシン	メガロシン[R]	23.6	17.2	 *各数値はニューキノロン系抗菌薬200 mgの単独投与時に対する水酸化アルミニウム1 g併用投与時のCmax値とAUCの減少率を表す。
参考文献	1) Shiba, K. et al., 薬物動態, 3：717-722, 1988. 2) 川上純一ら, 病院薬学, 18：1-21, 1992. 3) Hoffken, G. et al., Eur. J. Clin. Microbiol., 4：345, 1985. 4) 川上純一ら, 治療学, 32：315-326, 1998.

2	テトラサイクリン系抗生物質（内用剤）　⇔　多価金属陽イオン含有製剤（制酸剤、鉄剤、カルシウム剤など） —抗菌作用減弱（感染症悪化）—
テトラサイクリン系抗生物質(内用剤)	〈薬剤〉塩酸テトラサイクリン（アクロマイシン[R]）、塩酸ドキシサイクリン（ビブラマイシン[R]）、塩酸ミノサイクリン（ミノマイシン[R]）など 〈薬効〉細菌のタンパク合成を阻害し、低濃度では静菌的、高濃度では殺菌的に作用する。抗菌スペクトルはグラム陽性・陰性菌の他、肺炎マイコプラズマ、クラミジアなど広範囲で、各種感染症の治療に用いられる。
多価金属陽イオン含有製剤(内用剤)	・制酸剤（マグネシウム塩、アルミニウム塩、カルシウム塩）、鉄製剤、カルシウム剤 　（各論1「ニューキノロン系抗菌薬　⇔　多価陽イオン金属含有製剤」の項参照）
相互作用	併用によりテトラサイクリン系抗生物質の消化管吸収が阻害されバイオアベイラビリティが低下し、抗菌効果が減弱する。 ＜参考＞テトラサイクリン250 mgを経口投与した5人の健常人に、マーロックス[R]懸濁液30 mL（水酸化アルミニウムゲル16.8 g、水酸化マグネシウム1.2 g含有）を併用投与したところ、テトラサイクリンのバイオアベイラビリティが90％低下した。なお、H_2受容体拮抗薬のシメチジン（300 mg）、あるいは、一価陽イオン金属である炭酸水素ナトリウム（2 g）を併用した場合には、著しい変化はみられなかった（図1）[1]。 図1　テトラサイクリンの血中濃度に及ぼす各種制酸剤併用による影響（n=5）
症　　状	充分な抗菌効果が得られないことによる感染症の悪化。
機　　序	テトラサイクリン系抗生物質と多価金属陽イオンが結合して、難吸収性キレートを形成し、テトラサイクリン系抗生物質の消化管吸収が阻害される（図2）。 図2　テトラサイクリン系抗生物質と金属イオンによるキレート形成の模式図

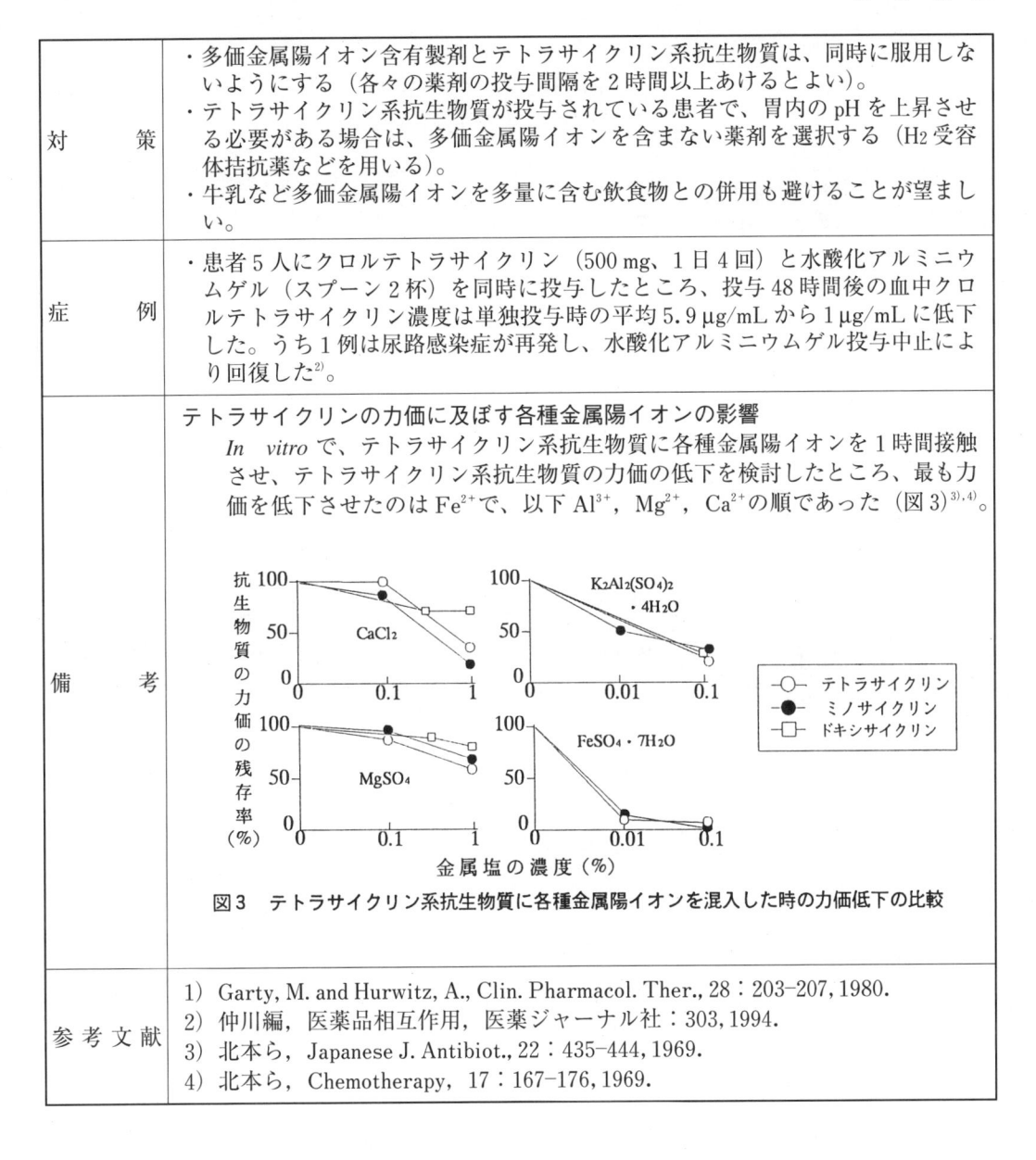

対　策	・多価金属陽イオン含有製剤とテトラサイクリン系抗生物質は、同時に服用しないようにする（各々の薬剤の投与間隔を2時間以上あけるとよい）。 ・テトラサイクリン系抗生物質が投与されている患者で、胃内のpHを上昇させる必要がある場合は、多価金属陽イオンを含まない薬剤を選択する（H_2受容体拮抗薬などを用いる）。 ・牛乳など多価金属陽イオンを多量に含む飲食物との併用も避けることが望ましい。
症　例	・患者5人にクロルテトラサイクリン（500 mg、1日4回）と水酸化アルミニウムゲル（スプーン2杯）を同時に投与したところ、投与48時間後の血中クロルテトラサイクリン濃度は単独投与時の平均5.9 µg/mLから1 µg/mLに低下した。うち1例は尿路感染症が再発し、水酸化アルミニウムゲル投与中止により回復した[2]。
備　考	テトラサイクリンの力価に及ぼす各種金属陽イオンの影響 　　*In vitro* で、テトラサイクリン系抗生物質に各種金属陽イオンを1時間接触させ、テトラサイクリン系抗生物質の力価の低下を検討したところ、最も力価を低下させたのはFe^{2+}で、以下Al^{3+}, Mg^{2+}, Ca^{2+}の順であった（図3）[3,4]。 図3　テトラサイクリン系抗生物質に各種金属陽イオンを混入した時の力価低下の比較
参考文献	1) Garty, M. and Hurwitz, A., Clin. Pharmacol. Ther., 28：203-207, 1980. 2) 仲川編，医薬品相互作用，医薬ジャーナル社：303, 1994. 3) 北本ら，Japanese J. Antibiot., 22：435-444, 1969. 4) 北本ら，Chemotherapy, 17：167-176, 1969.

3	経口剤全般 ⇔ 活性炭製剤 ―バイオアベイラビリティの低下―
活性炭製剤	〈薬剤〉薬用炭 〈薬効〉経口用吸着剤。消化管内で毒素や薬物などの様々な物質を吸着して体外に排泄する。薬用炭は各種中毒症の解毒に用いられる。
相互作用	活性炭製剤と他の薬剤を同時に服用すると、併用薬のバイオアベイラビリティが低下して効果が減弱することがある。 <参考> 　健常者にジゴキシン0.5 mg、フェニトイン500 mg、アスピリン1000 mgを各々経口投与し、活性炭（50 g）併用による血中濃度の変化を検討した。薬物投与後5分以内に活性炭を投与すると、AUCは単独投与に比較して各々98%、98〜99%、70%低下した。また、活性炭を1時間後に投与した場合では、各々40%、80%、10%低下した（図1)[1]。 図1　各種薬物の消化管吸収に及ぼす活性炭併用の影響
症　状	十分な薬の効果が得られないことによる主症状の悪化。
機　序	活性炭製剤が併用薬を吸着することにより、併用薬の消化管吸収が阻害され、バイオアベイラビリティが低下する（図2）。 図2　活性炭による併用薬の吸収阻害のメカニズム

対　　策	・活性炭製剤と他の薬剤との同時服用を避ける。
症　　例	・健常人6人にトルブタミド500 mgとバルプロ酸ナトリウム300 mgを朝食後に服用し、その5分以内に活性炭50 gを服用したところ、トルブタミドのCmaxとAUCが平均で90%減少した。バルプロ酸ナトリウムのCmaxとAUCも平均65%減少した[2]。
備　　考	球形吸着炭（クレメジン[R]）との相互作用 　球形吸着炭は特殊製法により作られた直径0.2から0.4 mmの均質の多孔性球形炭で、慢性腎不全における尿毒症症状の改善に用いられる。球形吸着炭は、*in vitro*では他の薬剤をほぼ完全に吸着する（表1）が、*in vivo*では併用薬のAUCにあまり影響を与えないことが報告されている（図3）。しかし、全ての薬剤について確認されているわけではないので、球形吸着炭と他の薬剤との併用はなるべく避けることが望ましい。 表1　*in vitro*におけるクレメジンの薬物吸着性 | 薬物名 | 初期濃度 | 吸着除去率（%）クレメジン[R]添加量 1000 mg/dL || ||| 0.01N 塩酸（pH 2.0） | 0.05M リン酸緩衝液（pH 7.4） | |---|---|---|---| | ニカルジピン | 10 mg/dL | 100 | — | | アロプリノール | 10 mg/dL | 99.6 | 99.0 | | カプトプリル | 10 mg/dL | 99.4 | 99.1 | | セファレキシン | 10 mg/dL | 99.1 | 98.5 | | ワルファリン | 10 mg/dL | — | 99.7 | 図3はイヌにニカルジピン（20 mg）とクレメジン[R]（2 g）を同時および30分の間隔をあけて投与した場合のニカルジピンの血中濃度の推移を示したものである。いずれの場合もニカルジピンの単独投与に比較してAUCに有意差はみられず、むしろ吸収速度が速くなる傾向がみられた[3]。 図3　イヌにおけるニカルジピン錠20mg単独投与およびクレメジン[R]（2 g）併用時のニカルジピンの血中濃度の推移
参考文献	1) Neuvonen, P.J. et al., Eur. J. Clin. Pharmacol., 13：213-218, 1978. 2) Neuvonen, P.J. et al., Eur. J. Clin. Pharmacol., 24：243-246, 1983. 3) 本田義輝ら，基礎と臨床，28：2873-2879, 1994.

4	プラバスタチンナトリウム ⇔ コレスチラミン ―バイオアベイラビリティの低下―
プラバスタチンナトリウム	〈薬剤〉プラバスタチンナトリウム（メバロチン[R]） 〈薬効〉HMG-CoA 還元酵素阻害薬（高脂血症治療薬）。コレステロール生合成過程の律速酵素である HMG-CoA 還元酵素を阻害することにより、コレステロールの生合成を低下させる。
コレスチラミン	〈薬剤〉コレスチラミン（クエストラン[R]） 〈薬効〉陰イオン交換樹脂製剤（高脂血症治療薬）。脂質の消化管吸収を助ける胆汁酸を吸着することにより、消化管からのコレステロールの吸収を抑制する。また、二次的に、肝におけるコレステロールから胆汁酸への異化を促進し、血清コレステロールを低下させる。
相互作用	併用によりプラバスタチンナトリウムのバイオアベイラビリティが低下し、プラバスタチンナトリウムの作用が減弱する。
機　序	消化管内においてコレスチラミン（陰イオン交換樹脂）がプラバスタチンナトリウム（陰イオン性薬物）を吸着し、プラバスタチンナトリウムの消化管吸収を阻害する（図1）。 図1　コレスチラミンによるプラバスタチンナトリウム吸着の模式図
対　策	・プラバスタチンナトリウムとコレスチラミンを併用する場合は、プラバスタチンナトリウムをコレスチラミンの1時間以上前に服用させるか、あるいは4時間以上後に服用させる[1]。 ＜例＞　コレスチラミン　27 g、3×1* 　　　　プラバスタチン 10 mg、1×1　　の場合、 　　　　コレスチラミンは毎食後に服用させ、プラバスタチンナトリウムは就寝前に服用させる〔コレステロールは夜間に生合成されるため就寝前に投与するのが効果的とされる〕 ＜参　考＞プラバスタチンナトリウムとコレスチラミンを上手に併用すると、高脂血症の治療効果が相乗的に向上する。
症　例	プラバスタチンナトリウムとコレスチラミンの同時服用により、プラバスタチンナトリウムのバイオアベイラビリティーが 40% 低下したという報告がある[2]。

備　　　考	1　コレスチラミンとその他の薬剤との相互作用 　　コレスチラミンはジギトキシン、ジゴキシン、ヒドロコルチゾン、イミプラミン、塩酸ロペラミド、ロラゼパム、メトロニダゾールなどの陰イオン性以外の薬物も吸着し、その消化管吸収を阻害することが報告されている[3]。
参 考 文 献	1) 澤田康文ら，薬局．48：1550-1558, 1997. 2) Pan, H.Y., Eur. J. Clin. Pharmacol. 40（Suppl 1）：S 15-S 18, 1991. 3) Hansten, P.D. and Horn, J. R., Drug Interactions and Updates, Applied Therapeutic, USA, 1997.

*「1日27gを3回に分けて服用する」の意

代謝過程における相互作用

シトクロム P 450 阻害による相互作用

5	テオフィリン ⇔ ニューキノロン系抗菌薬 ―テオフィリンの中毒症状発現―
テオフィリン	〈薬剤〉テオフィリン（スロービッド[R]、テオドール[R]、テオロング[R]、ユニフィル[R]）、アミノフィリン*（ネオフィリン[R]） 〈薬効〉気管支拡張薬。アデノシン受容体を遮断することによって気管支平滑筋を弛緩し、気管支を拡張させる。
ニューキノロン系抗菌薬	〈薬剤〉エノキサシン（フルマーク[R]）、シプロフロキサシン（シプロキサン[R]）、トスフロキサシン（オゼックス[R]、トスキサシン[R]） 〈薬効〉細菌の DNA 合成を阻害し、細菌増殖を阻害する。緑膿菌を含むグラム陰性桿菌、黄色ブドウ球菌を含むグラム陽性球菌、モラクセラ菌、レジオネラ菌などに対して広い抗菌スペクトルをもつ。
相互作用	ニューキノロン系抗菌薬の併用によりテオフィリンの肝での代謝が抑制され、テオフィリンの血中濃度が上昇する。 ＜参考＞ ・テオフィリン濃度と薬効・副作用 　　テオフィリンの薬効と副作用発現は、テオフィリン血中濃度に依存する。テオフィリンの治療域は 8〜20 μg/mL であり、20 μg/mL を超えると嘔気・嘔吐、心拍増加などが現れ、40 μg/mL 以上になると中枢症状、けいれん、不整脈などが発現する（図1）。 ・エノキサシンのテオフィリン血中濃度におよぼす影響 　　健常人4人にテオフィリン徐放錠（400 mg/日）を4日間投与し定常状態とした（コントロール群）。その後、エノキサシン錠（600 mg/日）を3日間および5日間併用投与した（各々 ENXday 3 群、ENXday 5 群）。その結果、ENXday 3 群および ENXday 5 群の血中濃度はコントロール群に比較して有意に上昇した[1]（図2）。 図1 テオフィリンの血中濃度と効果・副作用の関係　　図2 エノキサシンのテオフィリン血中濃度に及ぼす影響
症　　状	テオフィリンの中毒症状（不眠症、頭痛、悪心、嘔吐、興奮、神経過敏、痙攣発作、洞頻拍、不整脈、心臓性呼吸虚脱など）

*テオフィリンとエチレンジアミン（1：1）の配合剤

機　　序	ニューキノロン系抗菌薬がテオフィリンの主な代謝酵素であるシトクロムP450（CYP1A2）を阻害し、テオフィリンのクリアランスを低下させる（図3）。 図3　ヒトにおけるテオフィリンの消失経路 [2]
対　　策	・セフェム系やペニシリン系などの他の抗菌薬に変更する。 ・シトクロムP450阻害作用のないニューキノロン系抗菌薬を選択する（備考参照）。 ・併用する場合はテオフィリンの血中濃度をモニターするとともに中毒症状の発現に注意する。
症　　例	・テオフィリン服用患者10人にエノキサシン（600 mg/日）を併用投与したところ、8人に嘔吐、2人に頻脈と頭痛が発現した。血漿テオフィリン濃度は平均で 16.1 μg/mL 上昇した[3]。
備　　考	1　テオフィリンとニューキノロン系抗菌薬との相互作用 　　ニューキノロン系抗菌薬の全てがテオフィリンの血中濃度に影響をおよぼすわけではない。フレロキサシンやスパルフロキサシンなどは常用量ではほとんどテオフィリン代謝に影響を及ぼさない[1]（表1）。 表1　各種ニューキノロン系抗菌薬のテオフィリン血中濃度におよぼす影響 | 薬物名	1日投与量 (mg)	併用投与時／単独投与時（比）[注1]		
---	---	---	---	---
		C_{max}	AUC_{0-10}	CL
（ピペミド酸）	1500	1.71**	1.79**	0.52*
エノキサシン	600	1.74*	1.84**	0.55*
シプロフロキサシン	600	1.17*	1.22**	0.81*
オフロキサシン	600	1.09	1.11	0.89
ノルフロキサシン	600	1.04	1.04	0.97
ロメフロキサシン	600	0.92	1.04	1.10
トスフロキサシン	450	1.23*	1.24*	0.79
フレロキサシン	400	0.96	0.98	1.00
スパルフロキサシン	300	1.00	1.00	1.00	 ＊：$P<0.05$，＊＊：$P<0.01$ 注1：1.0のときは併用投与と単独投与で変化無し、>1.0のときは併用投与によりプラス側に変化、<1.0のときはマイナス側に変化、を意味する 2　テオフィリンの代謝を阻害するその他の薬物 　　エリスロマイシンがテオフィリンのクリアランスの低下と血清濃度の上昇を引き起こしたこと[4]、シメチジンがテオフィリンのクリアランスを36%低下したことが報告されている[5]。
参考文献	1) 上田　泰ら編，キノロン薬，ライフサイエンス社，359-364, 1991. 2) 矢野育子，月刊薬事，38：613-622, 1996. 3) Wijands, W.J.A. et al., Lancet ii, 108, 1984. 4) Hansten, P.D. and Horn, J. R., Drug Interactions and Updates, Applied Therapeutic, USA, 268-269, 1997. 5) Powell, J.R., et al., Arch. Intern. Med., 144：484-486, 1984.

6	シクロスポリン ⇔ シトクロム P 450（CYP）阻害薬 ―シクロスポリンの中毒症状発現―
シクロスポリン	〈薬剤〉シクロスポリン（サンディミュン^R、ネオーラル^R） 〈薬効〉免疫抑制剤
CYP阻害薬 （外用剤を除く）	マクロライド系抗生物質：エリスロマイシン（エリスロシン^R）、クラリスロマイシン（クラリス^R、クラリシッド^R） アゾール系抗真菌薬：イトラコナゾール（イトリゾール^R）、フルコナゾール（ジフルカン^R）、ミコナゾール（フロリード^R） 子宮内膜症治療薬：ダナゾール（ボンゾール^R）
相互作用	シクロスポリンを服用中の患者にCYP阻害薬を併用投与すると、シクロスポリンの血中濃度が上昇し、シクロスポリンの中毒症状が発現することがある。 〈例1〉シクロスポリンとエリスロマイシン 　シクロスポリン（400 mg/day）を投与中の腎移植患者（21歳男性）にエリスロマイシン（500 mg/day）を併用投与したところ、安定していたシクロスポリンの血中濃度が上昇し、また腎機能障害の指標の一つである血清クレアチニン値が上昇した。これらはエリスロマイシンの投与中止により回復した（図1）[1]。 図1　エリスロマイシン併用投与によるシクロスポリンの血中濃度および血清クレアチニン値の変化 〈例2〉シクロスポリンとイトラコナゾール 　腎移植によりシクロスポリン（180 mg/day）を投与されていた患者（48歳）が、途中でイトラコナゾール（200 mg/day）の併用投与を受けた。イトラコナゾールを投与されていた期間中はシクロスポリンの血中濃度および血清クレアチニン値が有意に上昇した。これらの値はイトラコナゾールの投与中止により下降したが、血清クレアチニン値はイトラコナゾール投与前のレベルまでは回復しなかった（図2）[2]。 A　イトラコナゾール投与前の17ヶ月の間に測定した値の平均値 B　イトラコナゾール投与中に測定した値の平均値 C　イトラコナゾール投与中止後の8ヶ月の間に測定した値の平均値 図2　イトラコナゾール併用前後におけるシクロスポリンの血中濃度および血清クレアチニンの変化

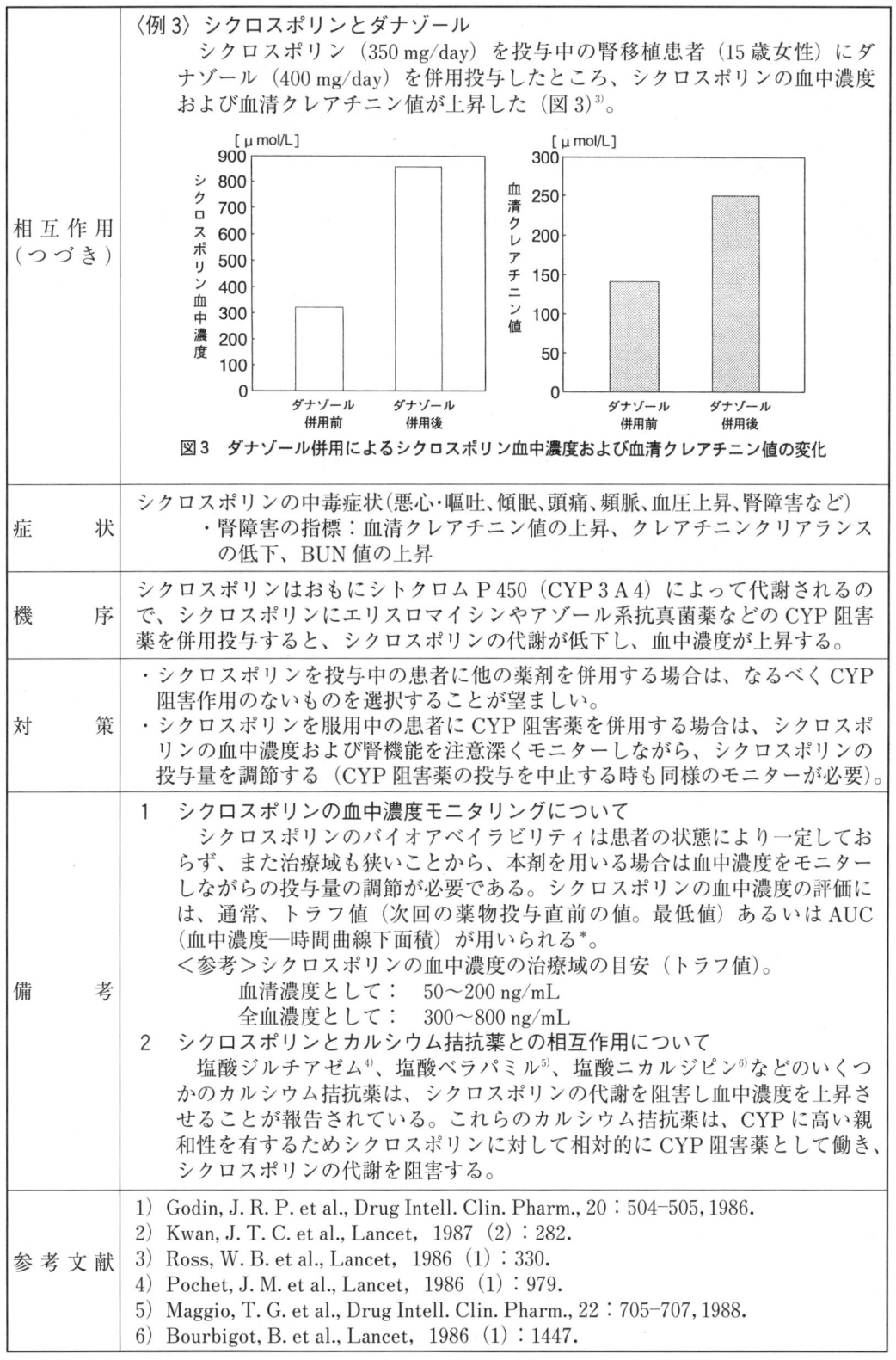

相互作用（つづき）	〈例3〉シクロスポリンとダナゾール 　　シクロスポリン（350 mg/day）を投与中の腎移植患者（15歳女性）にダナゾール（400 mg/day）を併用投与したところ、シクロスポリンの血中濃度および血清クレアチニン値が上昇した（図3）[3]。 **図3　ダナゾール併用によるシクロスポリン血中濃度および血清クレアチニン値の変化**
症　状	シクロスポリンの中毒症状（悪心・嘔吐、傾眠、頭痛、頻脈、血圧上昇、腎障害など） 　・腎障害の指標：血清クレアチニン値の上昇、クレアチニンクリアランスの低下、BUN値の上昇
機　序	シクロスポリンはおもにシトクロムP450（CYP 3 A 4）によって代謝されるので、シクロスポリンにエリスロマイシンやアゾール系抗真菌薬などのCYP阻害薬を併用投与すると、シクロスポリンの代謝が低下し、血中濃度が上昇する。
対　策	・シクロスポリンを投与中の患者に他の薬剤を併用する場合は、なるべくCYP阻害作用のないものを選択することが望ましい。 ・シクロスポリンを服用中の患者にCYP阻害薬を併用する場合は、シクロスポリンの血中濃度および腎機能を注意深くモニターしながら、シクロスポリンの投与量を調節する（CYP阻害薬の投与を中止する時も同様のモニターが必要）。
備　考	1　シクロスポリンの血中濃度モニタリングについて 　　シクロスポリンのバイオアベイラビリティは患者の状態により一定しておらず、また治療域も狭いことから、本剤を用いる場合は血中濃度をモニターしながらの投与量の調節が必要である。シクロスポリンの血中濃度の評価には、通常、トラフ値（次回の薬物投与直前の値。最低値）あるいはAUC（血中濃度―時間曲線下面積）が用いられる[*]。 　　〈参考〉シクロスポリンの血中濃度の治療域の目安（トラフ値）。 　　　　血清濃度として：　50～200 ng/mL 　　　　全血濃度として：　300～800 ng/mL 2　シクロスポリンとカルシウム拮抗薬との相互作用について 　　塩酸ジルチアゼム[4]、塩酸ベラパミル[5]、塩酸ニカルジピン[6]などのいくつかのカルシウム拮抗薬は、シクロスポリンの代謝を阻害し血中濃度を上昇させることが報告されている。これらのカルシウム拮抗薬は、CYPに高い親和性を有するためシクロスポリンに対して相対的にCYP阻害薬として働き、シクロスポリンの代謝を阻害する。
参考文献	1) Godin, J. R. P. et al., Drug Intell. Clin. Pharm., 20：504–505, 1986. 2) Kwan, J. T. C. et al., Lancet, 1987 (2)：282. 3) Ross, W. B. et al., Lancet, 1986 (1)：330. 4) Pochet, J. M. et al., Lancet, 1986 (1)：979. 5) Maggio, T. G. et al., Drug Intell. Clin. Pharm., 22：705–707, 1988. 6) Bourbigot, B. et al., Lancet, 1986 (1)：1447.

[*]シクロスポリンは経口投与後の最高血中濃度到達時間の個人差が大きいため、最高血中濃度をねらって採血すると測定値がばらつきやすい。従って、採血のタイミングは測定値が比較的安定しているトラフが用いられる。

7	テルフェナジン ⇔ アゾール系抗真菌薬、マクロライド系抗生物質（シトクロム P 450 阻害薬） — QT 延長、不整脈発現 —
テルフェナジン	〈薬剤〉テルフェナジン（トリルダン R） 〈薬効〉抗アレルギー薬、抗ヒスタミン薬
シトクロム P 450 阻害薬（外用剤を除く）	アゾール系抗真菌薬（イミダゾール系抗真菌薬、トリアゾール系抗真菌薬） 　イトラコナゾール（イトリゾール R）、ミコナゾール（フロリード R）、フルコナゾール（ジフルカン R） マクロライド系抗生物質 　エリスロマイシン（エリスロシン R）、クラリスロマイシン（クラリシッド R、クラリス R）、ジョサマイシン、オレアンドマイシンなど
相互作用	テルフェナジンにアゾール系抗真菌薬やマクロライド系抗生物質などのシトクロム P 450 阻害薬を併用すると血中テルフェナジン（未変化体）値の上昇により、QT 間隔延長（図1）、心室性不整脈などの心毒性が発現する。 〈参考〉テルフェナジンを単独で投与した場合は、テルフェナジン未変化体はほとんど血中に検出されないが、ケトコナゾールを併用投与すると未変化体が検出された（図2）。 図1　QT 間隔について　　　　図2　ケトコナゾール（抗真菌薬）を併用したときのテルフェナジンの血中濃度の変化[1]
症　　状	QT 間隔延長、心室性不整脈（失神、動悸、呼吸困難、発汗）
機　　序	生理的条件下では、テルフェナジンは消化管から吸収された後、肝ミクロソームのシトクロム P 450（CYP 3 A 4）により速やかに 2 種の代謝物に代謝され、このうちカルボン酸代謝物が抗ヒスタミン作用などの薬効を発現する。シトクロム P 450 阻害薬が併用されると、K^+ チャンネル阻害作用を有する未変化体テルフェナジンが血中に現れ、QT 間隔延長などの心毒性が引き起こされる（図3）[1]。 図3　テルフェナジンと P450 阻害薬との相互作用発現機序

対　策	・併用を避ける。 併用禁忌 ・他の抗アレルギー薬に変更する。あるいは、シトクロムP450阻害作用のない他の抗生物質に変更する。
症　例	・イトラコナゾール100〜200 mg/日を5ケ月間投与継続中に、テルフェナジン120 mg/日を3日間投与したところ、4日目に意識消失、続いて全身痙攣が発現した（76歳男性）[2]。 ・クラリスロマイシン200 mg/日を2ケ月間継続投与中に、テルフェナジン120 mg/日を8日間投与したところ、めまいが発現した。心電図所見ではQT延長がみられた（88歳男性）[2]。
備　考	1　テルフェナジンの投与禁忌項目[3] 　　a．イトラコナゾール、ミコナゾール、エリスロマイシン、クラリスロマイシン、HIVプロテアーゼ阻害薬（インジナビル、サキナビル）、マレイン酸フルボキサミンを投与中の患者。 併用禁忌 　　b．重篤な肝障害の患者（理由：これらの患者はシトクロムP450活性が著しく低下しているため） 　　c．先天性QT延長症候群の患者 　　d．QT延長を起こしやすい患者｛低カリウム血症、低マグネシウム血症、透析中、β遮断薬を除く抗不整脈薬、利尿薬、向精神薬（フェノチアジン系薬剤、ブチロフェノン系薬剤、三環系・四環系抗うつ剤）、プロブコール、シサプリド、スパルフロキサシンを投与中の患者｝。 併用禁忌 　　e．心不全、心筋梗塞、徐脈のある患者 2　フェキソフェナジン（アレグラ®）について 　　我が国では平成12年11月に、テルフェナジンのカルボン酸代謝物（フェキソフェナジン）が上市された。フェキソフェナジンは、シトクロムP450阻害薬を併用してもテルフェナジンでみられるような相互作用は発現しない。 3　アステミゾールとシトクロムP450阻害薬との相互作用 　　発現頻度は少ないが、アステミゾール（ヒスマナール®）*もシトクロムP450阻害薬との併用により、QT延長や不整脈を発現することがある。 　　　　　　　　　　　　　　　　　　　　　　　　　　　　　併用禁忌 4　シトクロムP450阻害薬の詳細は、総論「2—3　代謝過程における相互作用」を参照。
参考文献	1）澤田康文ら，月刊薬事，36：91-106, 1994. 2）副作用報告（企業報告） 3）緊急安全性情報 No 96-6, 1997.

*平成11年7月に製造中止となっている。

8	トリアゾラム ⇔ アゾール系抗真菌薬 ― 催眠作用増強 ―	
トリアゾラム	〈薬剤〉トリアゾラム（ハルシオン®） 〈薬効〉超短時間作用型ベンゾジアゼピン系睡眠薬（睡眠導入薬）。	
アゾール系抗真菌薬（外用剤を除く）	〈薬剤〉イトラコナゾール（イトリゾール®）、フルコナゾール（ジフルカン®）、ミコナゾール（フロリード®） 〈薬効〉真菌のシトクロム P 450 を特異的に阻害し、真菌の主要構成脂質であるエルゴステロールの生合成を阻害することにより抗真菌作用を示す。呼吸器真菌症、消化器真菌症、皮膚真菌症など様々な真菌症の治療に用いられる。	
相互作用	アゾール系抗真菌薬とトリアゾラムを併用投与すると、トリアゾラムの作用増強と持続時間の著しい延長が引き起こされる。 健常人9人にトリアゾラムを投与し、トリアゾラムの薬物動態に及ぼすアゾール系抗真菌薬の影響を検討した。その結果、アゾール系抗真菌薬併用群はトリアゾラム単独群に比較して、C_{max} が 2.5〜3.0 倍、AUC が 20〜30 倍に上昇した（図1）。 図1　アゾール系抗真菌薬併用によるトリアゾラムの血中濃度の変化[1]	
症　状	催眠作用の増強。催眠作用のもちこし効果（翌朝にもうろう状態）。健忘症状。	
機　序	アゾール系抗真菌薬は、トリアゾラムの主な代謝酵素である肝薬物代謝酵素シトクロム P 450（CYP 3 A 4）を阻害し、トリアゾラムの代謝を低下させる（図2）。 図2　トリアゾラムとアゾール系抗真菌薬との相互作用発現機序 [1), 2)]	

対　策	・アゾール系抗真菌薬を服用中の患者にはトリアゾラムの投与を避ける。併用禁忌 ・催眠薬の服用を避けられない場合は、シトクロム P 450 を介さずに体内から消失する薬剤を選択する（例えばロルメタゼパム：半減期 10 時間）。
症　例	・不眠症のためトリアゾラム 0.125～0.25 mg が投与されていた 74 歳男性が、カンジダ症の治療でフルコナゾール 200 mg が追加投与されたところ、翌朝より傾眠となった[3]。 ・74 歳男性。肺真菌症のためフルコナゾールが処方され、その 8 日後より気管支炎の治療でクラリスロマイシンが追加処方された。その 10 日後、不眠に対してトリアゾラム 0.25 mg が投与されたところ、翌朝より傾眠がみられ、14 時には足のふらつきと脱力を訴え、また、朝食と昼食を摂取したことを憶えていなかった[3]。
備　考	1　トリアゾラムと他の薬物との相互作用 　エリスロマイシン、クラリスロマイシン、シメチジン、HIV プロテアーゼ阻害薬（インジナビル、サキナビル）などもシトクロム P 450（CYP 3 A 4）阻害作用を有するので、これらの薬物とトリアゾラムを併用投与するとトリアゾラムの作用が増強される（インジナビルとサキナビルは 併用禁忌 ）。 2　ベンゾジアゼピン系薬剤の代謝経路と相互作用 　ベンゾジアゼピン系薬剤には、①シトクロム P 450 によって酸化的代謝を受けてから抱合されるものと、②酸化的代謝を受けずに抱合されて、尿中に排泄されるものとがある（図 3）。①のタイプはトリアゾラムと同様にシトクロム P 450 阻害薬の併用投与により作用が増強されるが、②のタイプはシトクロム P 450 阻害薬の影響を受けない（表 1）。 **図 3　薬物の消失経路の模式図** **表 1　ベンゾジアゼピン系薬物の主な体内消失経路**[4] | 一般名（商品名） | 主な消失経路 | |---|---| | 超短時間型（半減期 5 hr 未満） | | | 　トリアゾラム（ハルシオン®） | 酸化的代謝 | | 　ブロチゾラム（レンドルミン®） | 酸化的代謝 | | 　ミダゾラム（ドルミカム®） | 酸化的代謝 | | 短～中間型（半減期 5-24 hr） | | | 　アルプラゾラム（コンスタン®） | 酸化的代謝 | | 　ブロマゼパム（レキソタン®） | 酸化的代謝 | | 　ロルメタゼパム（ロラメット®） | グルクロン酸抱合 | | 　ロラゼパム（ワイパックス®） | グルクロン酸抱合 | | 　オキサゼパム（セレナール®） | グルクロン酸抱合 | | 長時間型（半減期 24 hr 以上） | | | 　ジアゼパム（セルシン、ホリゾン®）* | 酸化的代謝 | | 　クロルジアゼポキシド（バランス®）* | 酸化的代謝 | | 　フルラゼパム（ベノジール®）* | 酸化的代謝 | ＊活性代謝物の消失半減期が長い 3　シトクロム P 450 阻害薬の詳細は、総論「2—3 代謝過程における相互作用」を参照
参考文献	1) Varhe, A. et al., Clin.Pharmacol.Ther., 56：601-607, 1994. 2) Varhe, A. et al., Clin.Pharmacol.Ther., 59：369-375, 1996. 3) 症例報告（日本アップジョン社） 4) 佐藤重一, 薬局, 46：545-551, 1995.

9	ワルファリン ⇔ スルファメトキサゾール・トリメトプリム ―ワルファリンの作用増強（出血傾向）―
ワルファリン	〈薬剤〉ワルファリンカリウム（ワーファリン®） 〈薬効〉経口抗凝血薬。肝においてビタミンKの代謝サイクルに必要な酵素を阻害し、ビタミンK依存性凝固因子である第II（プロトロンビン）、第VII、第X因子の生合成を阻害することにより抗凝血作用を発現する。種々の血栓・塞栓症の治療や予防に用いられる。
スルファメトキサゾール・トリメトプリム	〈薬剤〉スルファメトキサゾール・トリメトプリム（バクタ®） 〈薬効〉サルファ剤配合抗菌薬。サルファ剤であるスルファメトキサゾールが菌の葉酸合成を阻害し、トリメトプリムが葉酸の活性化を阻害することにより相乗的に抗菌作用を発現する。グラム陽・陰性菌など広範囲の細菌に有効。
相互作用	ワルファリンを投与中の患者にスルファメトキサゾール・トリメトプリムを併用すると、ワルファリンの血中濃度が上昇する。またワルファリンの抗凝血作用が増強され、出血傾向になる。
症　　状	○出血傾向：臓器内出血。易出血。止血時間の遅延。 　　例）歯磨きにより歯肉から出血。抜歯、手術後の止血が困難。打撲などにより容易に内出血。 　・出血の起こりやすい部位：消化管、腎、皮下、鼻、歯肉など。 ○検査値への影響：プロトロンビン時間の延長、トロンボテスト値の低下 ○出血による合併症の発現（胸痛、腹痛、関節痛、頭痛、麻痺、呼吸短縮、呼吸困難、嚥下困難、腫脹、ショック）
機　　序	ワルファリンはおもに肝薬物代謝酵素（シトクロムP450）によって代謝される。スルファメトキサゾール・トリメトプリムはシトクロムP450（特にCYP2C9）を阻害し、ワルファリンの代謝を遅延させて血中濃度を上昇させる*。 〈参考〉ワルファリンにはS体とR体の2つの光学異性体が存在し、抗凝固活性はR体よりもS体のほうが5倍強い。S体とR体の代謝に関与するシトクロムP450分子種は異なっており、各々S体は主にCYP2C9に、R体は主にCYP1A1,1A2,2C19によって代謝される（図1）。従ってワルファリンは、シトクロムP450阻害薬の中でも特にCYP2C9を阻害する薬物と相互作用を起こしやすい。 図1　ワルファリンの代謝に関与するヒトシトクロムP450分子種とその位置[1] 矢印はシトクロムP450によって酸化的代謝を受ける部位を示す。 太矢印は特に酸化を受けやすい部位。

*表記以外の相互作用発現機序として、以下の2つが考えられている。
1. スルファメトキサゾール・トリメトプリムが腸管内細菌叢に作用しビタミンKの産生を減少させることにより、相乗的にワルファリンの作用を増強させる。
2. スルファメトキサゾール・トリメトプリムが血漿タンパク結合部位においてワルファリンと置換し、遊離ワルファリン量を増加し、抗凝血作用を増強する（相互作用への影響は小さい）。

対　策	・可能であれば、抗菌薬をシトクロムP450阻害作用のないものに変更する。 ・スルファメトキサゾール・トリメトプリムの投与を中止できない場合は、血液凝固能をモニターしながら必要に応じてワルファリンの投与量を調節する（特にスルファメトキサゾール・トリメトプリムを追加または中止する場合は血液凝固能のモニターを頻繁に行う）。
症　例	・ワルファリンとスルファメトキサゾール・トリメトプリムを併用投与された20名の患者のうち、6名にプロトロンビン比の上昇がみられた。これらの患者のスルファメトキサゾール・トリメトプリムの投与を中止したところ、プロトロンビン比が治療域にまで戻った[2]。
備　考	ワルファリンの肝代謝を阻害する薬物[3)4)5)] 　　表1にワルファリンの肝代謝を阻害する主な薬物（シトクロムP450阻害薬）をまとめた。 表1　ワルファリンの肝代謝を阻害する主な薬物 　**フェニルブタゾン**[*,**]（非ステロイド性消炎鎮痛薬）、**メトロニダゾール**[*]（抗原虫薬）、**スルファメトキサゾール・トリメトプリム**[*]（抗菌薬）、アミオダロン（抗不整脈薬）、オメプラゾール（プロトンポンプ阻害薬）、シメチジン（H₂受容体拮抗薬）、**スルフィンピラゾン**[*]（抗痛風薬）、イトラコナゾール（抗真菌薬）、ケトコナゾール（抗真菌薬）、フルコナゾール（抗真菌薬）、ミコナゾール（抗真菌薬） 　*　ワルファリンの鏡像異性体のうち特にS体に強く影響をあたえる薬物 　**　ワルファリンとフェニルブタゾンとの相互作用は、以前は血漿タンパク結合置換による機序で説明されていたが、現在では、この相互作用は「主にフェニルブタゾンのシトクロムP450阻害作用によって発現する」と考えられている。
参考文献	1) Laurence, S.K. et al., Pharmacol. Ther., 73：67-74, 1997. 2) Hassall, C. et al., Lancet, 1155-1156, 1975. 3) 青崎ら，月刊薬事，38：173-184, 1996. 4) 厚生省薬務局企画課監修，医薬品相互作用ハンドブック，薬業時報社，1994. 5) Hansten, P.D. and Horn, J. R., Drug Interactions and Updates, Applied Therapeutic, USA, 1997.

10	抗てんかん薬 ⇔ シトクロムP450阻害薬 ―抗てんかん薬の中毒症状発現―
抗てんかん薬	〈薬剤〉フェニトイン（アレビアチン^R）、フェノバルビタール（フェノバール^R）、バルプロ酸ナトリウム（デパケン^R）、カルバマゼピン（テグレトール^R）。
シトクロムP450阻害薬（内用剤、注射剤）	＜代表的なシトクロムP450阻害薬＞ ・シメチジン*（タガメット^R等）。薬効：H₂受容体拮抗薬。 ・エリスロマイシン**（エリスロシン^R）、クラリスロマイシン**（クラリス^R）。薬効：マクロライド系抗生物質。 ・イトラコナゾール（イトリゾール^R）、フルコナゾール（ジフルカン^R）、ミコナゾール（フロリード^R）。薬効：アゾール系抗真菌薬*** ・ダナゾール（ボンゾール^R）。薬効：子宮内膜症・乳腺症治療薬。 ・イソニアジド（イスコチン^R）。薬効：抗結核薬
相互作用	抗てんかん薬を服用中の患者にシトクロムP450阻害薬を併用投与すると、抗てんかん薬の血中濃度が上昇し、中毒症状が発現することがある。
症　状	抗てんかん薬の中毒症状 　フェニトイン：　　　　嘔気・嘔吐、眼振、運動失調、構音障害、嗜眠 　フェノバルビタール：　嗜眠、眩暈、眠気、脱力感、知覚異常、運動障害 　バルプロ酸ナトリウム：嘔気・嘔吐、傾眠、ふらつき 　カルバマゼピン：　　　眼振、複視、傾眠、めまい、運動失調、嘔気・嘔吐、皮疹
機　序	フェニトイン、フェノバルビタール、バルプロ酸ナトリウム、カルバマゼピンはいずれもシトクロムP450によって代謝される。したがって、これらの抗てんかん薬とシトクロムP450阻害薬を併用すると、抗てんかん薬の肝代謝が抑制され、血中濃度が上昇し、副作用が発現する。 ＜総論2―3―2　CYP阻害による相互作用　参照＞
対　策	・抗てんかん薬を投与中の患者に対しては、なるべくシトクロムP450阻害作用のない同効薬を用いるようにする。 　例：シメチジンが処方されている場合は、シトクロムP450を阻害しない他のH₂受容体拮抗薬（ファモチジン、ニザチジン等）に変更する。エリスロマイシンやクラリスロマイシンが処方されている場合は、シトクロムP450を阻害しない抗生物質（セフェム系抗生物質、ペニシリン系抗生物質、アジスロマイシン、ロキタマイシン等）に変更する。 ・やむをえず、抗てんかん薬を服用中の患者にシトクロムP450阻害薬を投与する場合は、抗てんかん薬の血中濃度をモニターしながら抗てんかん薬の投与量を調節する（シトクロムP450阻害薬の投与を中止する時も同様のモニターが必要）

*　　H₂受容体拮抗薬のうち、イミダゾール誘導体のシメチジンだけが強いシトクロムP450阻害作用を有する。
**　マクロライド系抗生物質のうち、エリスロマイシンとトロレアンドマイシンは特にシトクロムP450阻害作用が強く、クラリスロマイシン、ロキシスロマイシンなどは弱い阻害作用を有する。アジスロマイシンやロキタマイシンはシトクロムP450を阻害しない。
***ほとんど全てのアゾール系抗真菌薬がシトクロムP450を阻害する。相互作用が問題になるのは、内服や注射によって全身性に投与された場合で、外用で投与された場合は問題にならない。

症　例	・カルバマゼピン投与中の6人のてんかん患者に、乳腺症の治療でダナゾール（400～600 mg/日）を併用投与したところ、その7～30日後に5人の患者に、眩暈、歩行障害、霧視などが発現した。カルバマゼピンの血中濃度はダナゾール併用前の1.4～2.2倍に上昇していた[1]。 ・フェニトイン（500 mg/日）で治療中の患者に、フルコナゾール（200 mg/日）を投与したところ、嘔気、発汗、複視などが発現した。フェニトインの血中濃度は37 μg/Lに上昇していた（治療域は10～20 μg/L）[2]。 ・カルバマゼピン（600 mg/日）で治療中の89歳女性に、シメチジンを投与したところ、その2日後に重度の眩暈などのカルバマゼピン毒性が発現した[3]。 ・8人の健常者にエリスロマイシン（1000 mg/日、5日間）を投与後、カルバマゼピン400 mgを投与し、エリスロマイシンの前投与の有無におけるカルバマゼピンの体内動態の変化を検討した。その結果カルバマゼピンのクリアランスが平均で0.36 日・L/kg から 0.29 日・L/kg に低下した[4]。
備　考	＜抗てんかん薬のシトクロムP450誘導による相互作用＞ ・抗てんかん薬（特にフェニトイン、フェノバルビタール、カルバマゼピン）はシトクロムP450誘導作用があるため、他の薬物が併用されたとき、その薬物の代謝を亢進し、効果を減弱させたり、生物学的半減期を短縮させたりすることがある。 　　例：　1. テオフィリン、フェニトインの併用で、テオフィリンの作用減弱 　　　　2. ワルファリン、フェノバルビタールの併用で、ワルファリンの作用減弱 　　　　3. ワルファリン、カルバマゼピンの併用で、ワルファリンの作用減弱 　　　　4. 経口避妊薬、カルバマゼピンの併用で、経口避妊薬の作用減弱
参考文献	1) Zielinski, J.J. et al., Ther. Drug. Monit., 9：24-27, 1987. 2) Howitt, K. M., and Oziemski, M. A., Med. J. Aust., 151：603-604, 1989. 3) Telerman-Toppet, N, et al., Ann. Intern. Med., 94：544, 1981. 4) Wong, Y.Y. et al., Clin. Pharmacol. Ther., 33：460-464, 1983.

11	ジヒドロピリジン系カルシウム拮抗薬 ⇔ グレープフルーツジュース ―カルシウム拮抗薬の作用増強―
ジヒドロピリジン系カルシウム拮抗薬	〈薬剤〉ニフェジピン（アダラート[R]、セパミット[R]）、ニトレンジピン（バイロテンシン[R]）、ニソルジピン（バイミカード[R]）、フェロジピン（ムノバール[R]、スプレンジール[R]）等 〈薬効〉カルシウム拮抗薬。高血圧症、狭心症の治療に用いられる。
相互作用	ジヒドロピリジン系カルシウム拮抗薬をグレープフルーツジュースと共に服用すると、ジヒドロピリジン系カルシウム拮抗薬の血中濃度（AUC、Cmax）が増大する。<br〈参考〉48～62歳の境界型高血圧症の男性6人に、フェロジピン5 mgを、水、グレープフルーツジュース、オレンジジュース各々250 mLで服用させた。その結果、グレープフルーツジュースで服用したときに明らかなAUC（血中濃度時間曲線下面積）とCmax（最高血中濃度）の増加、収縮期血圧及び拡張期血圧の下降が認められた（図1）。なお、オレンジジュースでは無影響であった[1]。 図1 フェロジピンのグレープフルーツジュース併用による体内動態および血圧の変化
症　　状	カルシウム拮抗薬の副作用の増強 （顔面紅潮、頭痛、動悸、過度の血圧降下、倦怠感など）
機　　序	CYP 3 A 4 は肝臓の他、小腸粘膜細胞内にも存在しており、小腸のCYP 3 A 4 はジヒドロピリジン系カルシウム拮抗薬の初回通過効果に重要な役割を演じている。グレープフルーツジュース中のある成分は小腸の粘膜中に存在するCYP 3 A 4 を阻害するので、グレープフルーツジュースを飲んだ後に、ジヒドロピリジン系カルシウム拮抗薬を服用すると、小腸における代謝が低下し、バイオアベイラビリティが上昇する*（図2）。なお、グレープフルーツジュースは肝臓のCYP 3 A 4 は阻害しないので、カルシウム拮抗薬を静脈内投与した場合には本相互作用は現れない[2]。 図2 カルシウム拮抗薬とグレープフルーツジュースとの相互作用発現機序

*小腸のCYP 3 A 4 の薬物代謝への寄与は、薬物の種類によって異なり、例えばジヒドロピリジン系カルシウム拮抗薬は小腸で代謝される比率が大きいが、エリスロマイシンは小腸ではほとんど代謝されない。従って、エリスロマイシンはグレープフルーツジュースと相互作用を引き起こさない。

対　策	ジヒドロピリジン系カルシウム拮抗薬を投与されている患者には、グレープフルーツジュースの飲用を控えさせる。
症　例	・健常男子にニフェジピン10 mgとグレープフルーツジュースを同時に服用させたところ、ニフェジピンのAUCがニフェジピン単独投与時の1.34倍に増加した[1]。 ・高血圧症の男子にフェロジピン5 mgとグレープフルーツジュースを同時に服用させたところ、フェロジピンのバイオアベイラビリティが水で服用させた時の2.8倍に増加した[1]。
備　考	1　グレープフルーツジュースと相互作用を引き起こす薬物 　　ジヒドロピリジン系カルシウム拮抗薬以外の薬物では、シクロスポリン、ミダゾラム、テルフェナジン、トリアゾラム等で、グレープフルーツジュースとの相互作用が報告されている。また、その他のCYP3A4の基質の薬物でも、同様の相互作用が起きる可能性がある[2]（表1）。 表1　各種薬物の体内動態に及ぼすグレープフルーツジュース飲用の影響 | 薬物名	C_{max}増加率（倍）	AUC増加率（倍）	飲用したグレープフルーツジュースの量（mL）
---	---	---	---
ジヒドロピリジン系カルシウム拮抗薬			
ニフェジピン	1.1	1.4	250
ニソルジピン	4.1	2.0	250
ニモジピン	1.2	1.5	250
(+)-ニカルジピン	—	1.5	—
(−)-ニカルジピン	—	2.0	—
フェロジピン（徐放錠）	1.5	1.5	250
シクロスポリン	1.5	1.5	250
ミダゾラム	1.6	1.5	200
トリアゾラム	1.3	1.5	250
テルフェナジン	〔未変化体が検出された〕		240
ベラパミル	1.6	1.4	1000	 2　相互作用を引き起こす原因物質について 　　グレープフルーツジュース中に含まれる相互作用の原因物質として、以前はフラボノ配糖体（ナリンジン、クエルセチン、ケンフェロール等）が想定されていたが、その後の研究でフラノクマリン誘導体（ベルガモチン[3]、GF-I-1、GF-I-4[4]）が主原因物質として有力視されている（図3）。 図3　グレープフルーツ中に含まれるフラボノ配糖体およびフラノクマリン誘導体の構造式
参考文献	1) Bailey, D. G. et al., Lancet, 337：268-269, 1991. 2) 澤田尚之ら，月刊薬事，38：579-592, 1996. 3) He, K. et al., Chem. Res. Toxicol., 11：252-259, 1998. 4) 山添康，薬局，50：2171-2179, 1999.

シトクロムP450誘導による相互作用

12	ニフェジピン ⇔ リファンピシン ―ニフェジピンの効果減弱―
ニフェジピン	〈薬剤〉ニフェジピン（アダラート[R]、セパミット[R]など） 〈薬効〉ジヒドロピリジン系カルシウム拮抗薬。血管平滑筋および心筋のカルシウムチャネルを遮断することにより、カルシウムイオンの細胞外から細胞内への流入を阻止し、平滑筋を弛緩させる。高血圧症や狭心症の治療に用いられる。
リファンピシン	〈薬剤〉リファンピシン（リファジン[R]、リマクタン[R]） 〈薬効〉抗結核薬。結核菌のRNA合成を阻害することにより菌増殖を阻害して抗結核作用を発現する。
相互作用	ニフェジピンを服用中の患者にリファンピシンを併用すると、ニフェジピンの血中濃度の低下や、降圧作用の減弱がおきることがある。 〈参考〉ニフェジピンを投与中の患者に一時的にリファンピシンを併用投与し、リファンピシンのニフェジピン体内動態への影響を検討した。その結果、リファンピシンを併用すると、ニフェジピンの血中濃度が有意に低下した（図1）[1]。 図1 ニフェジピン単独投与時とリファンピシン併用時のニフェジピンの血中濃度の比較
症　　状	ニフェジピンの効果減弱による高血圧症、狭心症の再発 　　○高血圧症に使用している場合：血圧の上昇 　　○狭心症に使用している場合：胸痛発作の発現
機　　序	ニフェジピンは、おもにシトクロムP450（CYP3A4）によって代謝され、リファンピシンはCYP3A4を誘導する。したがって両者を併用するとニフェジピンの体内消失が促進され、血中濃度の低下や効果の減弱が引き起こされる。
対　　策	・可能であればリファンピシン以外の抗結核薬を用いる。 ・ニフェジピンを服用中の患者にリファンピシンを併用する場合は、症状あるいはニフェジピン血中濃度の変化に注意し、必要ならばニフェジピンの投与量を調節する（リファンピシンの投与を中止する時も同様のモニターが必要）。

症　例	・高血圧症の治療でニフェジピンを服用中の患者にリファンピシンを併用投与したところ、ニフェジピンの Cmax および AUC が低下し、安定していた血圧が上昇した。リファンピシンの投与を中止したところ血圧は下降した[1]。 ・狭心症の治療でニフェジピンを服用している患者にリファンピシンを併用投与したところ、胸痛が発現した。リファンピシンの中止により胸痛発作は消失したが、再度リファンピシンを投与したところ、再び狭心症の症状が悪化した[2]。
備　考	1　シトクロム P 450 の誘導が関わるその他の薬物相互作用 　　ニフェジピンの代わりに塩酸ベラパミルを用いた例、あるいはシトクロム P 450 誘導薬としてリファンピシンの代わりにバルビツール酸系薬剤を投与した例でも、同様の相互作用が報告されている。 　　○塩酸ベラパミルとリファンピシンの併用により、塩酸ベラパミルの血中濃度が測定限界まで低下した[3]。 　　○ニフェジピンとフェノバルビタールの併用で、ニフェジピンのクリアランスが 1088 から 2981 mL/min に増加し、AUC が 61% 減少した[4]。 　　○塩酸ベラパミルとフェノバルビタールの併用で、塩酸ベラパミルのクリアランスが 4〜5 倍に増加し、AUC が 1/3〜1/4 に減少した[5]。 2　セイヨウオトギリソウとシトクロム P 450 誘導 　　セイヨウオトギリソウ（セント・ジョーンズ・ワート；*Hypericum perforatum*）は、ヨーロッパから中央アジアに分布する多年草植物で、その花のエキスは軽度のうつ症状に有効といわれ、最近、このエキスを含有した健康食品が話題となっている。しかしこのエキスは CYP 1 A 2 や CYP 3 A 4 を誘導することが知られており、CYP 1 A 2 や CYP 3 A 4 の基質となる薬物と併用すると相互作用が引き起こされる可能性があるので、医薬品を服用中の患者には注意が必要である[6]。
参考文献	1) Tada, Y. et al., Am. J. Med. Sci., 303：25–27, 1992. 2) Tsuchihashi, K., Heart Vessels, 3：214–217, 1987. 3) Rahn, K. H. et al., N. Engl. J. Med., 312：920–921, 1985. 4) Schellens, J. H. M. et al., J. Pharmacol. Exp. Ther., 249：638–645, 1989. 5) Rutledge, D. R. et al., J. Pharmacol. Exp. Ther., 246：7–13, 1988. 6) Johne, A. et al., Clin. Pharmacol. Ther., 66：338–345, 1999.

13	経口避妊薬　⇔　リファンピシン ―経口避妊薬の避妊効果の減弱―
経口避妊薬	〈薬剤〉ノルエチステロン・メストラノール（ソフィア A[R]、ノアルテン D[R]） リネストラノール・メストラノール（ロ・リンデオール[R]） ノルゲストレル・エチニルエストラジオール（ドオルトン[R]、プラノバール[R]） 〈薬効〉ゲスターゲンとエストロゲンとの混合剤が経口避妊薬としてよく用いられる。避妊効果は、主にゲスターゲンの強い排卵抑制作用が関与する。
リファンピシン	〈薬剤〉リファンピシン（リファジン[R]、リマクタン[R]） 〈薬効〉抗結核薬。結核菌の RNA 合成を阻害することにより菌増殖を阻害して抗結核作用を発現する。
相互作用	経口避妊薬を常用している婦人にリファンピシンを併用投与すると、経口避妊薬の効果が減弱し、避妊に失敗することがある。 〈参考〉エチニルエストラジオール（50 μg）静脈内投与後の血中濃度の推移を ^{3}H ラベル体を用いて検討した。その結果リファンピシンを併用するとエチニルエストラジオールの血中濃度の低下と、β 相の半減期の短縮がみられた（α 相は分布過程、β 相は代謝過程を示す）（図1）。 図1　エチニルエストラジオール(EE)の血中濃度に及ぼすリファンピシンの影響[1]
症　状	・避妊の失敗 ・破綻性出血や不規則性月経周期の発現率の増加
機　序	リファンピシンが肝の薬物代謝酵素シトクロム P 450（主に CYP 3 A 4）を誘導することにより、経口避妊薬の代謝が亢進し、経口避妊薬の血清レベルが低下し、避妊効果が減弱する． 〈参考〉合成エストロゲンのひとつであるエチニルエストラジオールの主代謝経路は、2位の水酸化であり、この反応は CYP 3 A 4 により触媒される（図2）。リファンピシンは CYP 3 A 4 を誘導し、この反応経路を促進する。 図2　シトクロムP450による17α-エチニルエストラジオールの2位水酸化[2]

対　策	経口避妊薬を使用中の婦人でリファンピシンの投与が必要になった場合は、コンドームの使用など他の避妊法に変更する。
症　例	避妊のためノルゲストレル0.5mg、エチニルエストラジオール0.05mgを服用していた女性に、結核の治療目的でイソニアジド300mg、塩酸エタンブトール800mg、リファンピシン600mgを投与したところ、避妊に失敗した[3]。
備　考	1　経口避妊薬の効果を減弱する薬物[4] 　○シトクロムP450誘導によるもの 　　バルビツール酸系薬剤、フェニトイン、リファンピシン、グリセオフルビンなど 　○その他の機序によるもの 　　ペニシリン系抗生物質、テトラサイクリン系抗生物質など 2　シトクロムP450誘導薬の詳細は、総論「2−3代謝過程における相互作用」を参照
参考文献	1) Bolt, H.M. et al., Acta Endocrinologica, 85：189-197, 1977. 2) Guengerich, F.P., Life Sci., 47：1981-1988, 1990. 3) Skolnick, J. L. et al., JAMA., 236：1382, 1976. 4) Back, D. J. and Orme, M. L. E., Clin. Pharmacokinet., 18：472-484, 1990.

14	ワルファリン ⇔ リファンピシン —ワルファリンの作用減弱（血液凝固能の亢進）—
ワルファリン	〈薬剤〉ワルファリンカリウム（ワーファリン^R） 〈薬効〉抗凝血薬。肝においてビタミンKの代謝サイクルに必要な酵素を阻害し、ビタミンK依存性凝固因子である第II（プロトロンビン）、第VII、第X因子の生合成を阻害することにより抗凝固作用を発現する。種々の血栓・塞栓症の治療や予防に用いられる。
リファンピシン	〈薬剤〉リファンピシン（リファジン^R、リマクタン^R） 〈薬効〉抗結核薬。結核菌のRNA合成を阻害することにより菌増殖を阻害して抗結核作用を発現する。
相互作用	ワルファリン投与中の患者にリファンピシンを併用するとワルファリンの体内消失が亢進し、ワルファリンの抗凝固作用が減弱する。 〈参考〉Venkatesan[1]は、健常者10名にワルファリンとリファンピシンを投与し、ワルファリン単独投与時と、リファンピシン併用時におけるワルファリンの体内動態と効果の相違について検討した。その結果、リファンピシンを併用するとワルファリンの血中濃度半減期（$T_{1/2}$）の短縮、血中濃度-時間曲線下面積（AUC）の減少（図1左）、効力の低下、効果持続時間の短縮がみられた（図1右）。 図1 リファンピシン併用によるワルファリンの体内動態への影響
症　　状	ワルファリンの抗凝固能の低下により、ワルファリンによってコントロールされていた血栓・塞栓症の予防効果および治療効果が低下する。 ＜検査値への影響＞プロトロンビン時間の短縮、プロトロンビン活性の低下、血中ワルファリン濃度の低下など。
機　　序	ワルファリンは主に肝薬物代謝酵素（シトクロムP450）によって代謝される。リファンピシンはシトクロムP450を誘導し、ワルファリンの体内消失を促進することにより抗凝固能を減弱させる。

対　策	・ワルファリン服用中の患者にリファンピシンを追加投与するとワルファリンの効果が減弱する可能性があるので、その際は血液凝固能を頻繁にモニターしながら、必要に応じてワルファリンの投与量を増減する。また、ワルファリンとリファンピシンを併用投与されている患者で、リファンピシンの投与を中止する場合も同様に注意する。 〈参考〉ワルファリンの投与量は、「血栓形成の予防」と「出血の危険性」のバランスを考慮し、プロトロンビン時間（PT）やトロンボテスト（TT）の値をみながら設定される（表1）。 表1　ワルファリン投与量の設定に用いられる検査法 |	プロトロンビン時間（PT）	トロンボテスト（TT）
---	---	---
原理及び手技	採取した血液にトロンボプラスチンを添加し、フィブリン塊が析出するまでの時間を測定する。	採取した血液のプロトロンビン時間を標準曲線にあてはめて、血液凝固活性を求める。
治療域	・投与前値または正常値（12秒前後）の1.5～2.5倍（概ね2倍前後） ・プロトロンビン活性として15～30%	8～15%前後 （10～25%、5～15%とすることもある）
測定の対象となる血液凝固因子	第II（プロトロンビン）、V、VII、X因子（他にフィブリノーゲンもあり）	第II（プロトロンビン）、VII、IX（但し感受性弱）、X因子	
症　例	・ワルファリンを服用中の患者にリファンピシンを併用したところ、血清ワルファリン値が $1.5 \pm 0.3 \, \mu g/mL$ から $0.7 \pm 0.2 \, \mu g/mL$ に減少した。そのためワルファリンの投与量を $8.2 \pm 2.1 \, mg/day$ から $15.3 \pm 2.9 \, mg/day$ に増量する必要が生じた[2]。
備　考	シトクロムP450誘導薬とワルファリンとの相互作用（表2）[3] 表2　主なシトクロムP450誘導薬とワルファリンとの相互作用 	薬物名（主な商品名）	相互作用
バルビツール酸系薬剤 　アモバルビタール（イソミタール[R]） 　フェノバルビタール（フェノバール[R]） 　ペントバルビタールカルシウム（ラボナ[R]）	ワルファリンの作用減弱
抗てんかん薬 　カルバマゼピン（テグレトール[R]）	ワルファリンの血中濃度低下、$T_{1/2}$短縮。PT減少。
抗真菌薬 　グリセオフルビン（ポンシルFP[R]）	ワルファリンの作用減弱。PT短縮。 | $T_{1/2}$：生物学的半減期、PT：プロトロンビン時間
参考文献	1) Venkatesan, K., Clin. Pharmacokinet., 22：47-65, 1992. 2) Almog, S. et al., South. Med. J., 81：1304-1306, 1988. 3) Hansten and Horn's Drug Interactions Analysis and Management, Applied Therapeutics, USA, 1997.

15	抗てんかん薬 ⇔ 他の抗てんかん薬 ―相互に相手の抗てんかん薬の血中濃度を上昇 あるいは下降させることがある―
フェニトイン	〈薬剤〉アレビアチン[R]、ヒダントール[R] 等 〈薬効〉抗てんかん薬。主に、部分発作、強直間代発作*に用いられる。
フェノバルビタール	〈薬剤〉フェノバール[R]、ワコビタール[R] 等 〈薬効〉催眠、鎮静、抗てんかん薬。主に、部分発作、強直間代発作*に用いられる。
バルプロ酸ナトリウム	〈薬剤〉デパケン[R]、バレリン[R]、ハイセレニン[R] 等 〈薬効〉抗てんかん薬。欠神発作、部分発作、強直間代発作*等ほとんど全ての型のてんかんの治療に用いられる。
カルバマゼピン	〈薬剤〉テグレトール[R] 等 〈薬効〉抗てんかん薬。主に、部分発作、強直間代発作*に用いられる。
ゾニサミド	〈薬剤〉エクセグラン[R] 等 〈薬効〉抗てんかん薬。欠神発作、部分発作、強直間代発作*等ほとんど全ての型のてんかんの治療に用いられる。
相互作用	2種類以上の抗てんかん薬を併用すると、一方の薬剤の血中濃度が上昇あるいは下降することがある**（表1）。 　1　血中濃度が上昇した場合 　　　抗てんかん薬の中毒症状が現れる（症状の欄参照）。 　2　血中濃度が低下した場合 　　　一方の抗てんかん薬の血中濃度が低下しても、併用された抗てんかん薬が相加あるいは相乗的に抗てんかん作用を増強するので、必ずしも抗てんかん作用は減弱しない。 表1　抗てんかん薬同士の相互作用の報告例[1)] | 薬物の組合せ	相互作用	機序
---	---	---
フェニトイン・フェノバルビタール	・フェノバルビタールがフェニトインの血中濃度を上昇 ・フェノバルビタールがフェニトインの血中濃度を低下	酵素阻害 酵素誘導
フェニトイン・カルバマゼピン	・カルバマゼピンがフェニトインの血中濃度を上昇 ・カルバマゼピンがフェニトインの血中濃度を低下	酵素阻害 酵素誘導
フェニトイン・ゾニサミド	・フェニトインがゾニサミドの血中濃度を低下 ・ゾニサミドがフェニトインの血中濃度を上昇	酵素誘導 酵素阻害
フェニトイン・バルプロ酸	・フェニトインがバルプロ酸の血中濃度を低下	酵素誘導
フェノバルビタール・バルプロ酸	・バルプロ酸がフェノバルビタールの血中濃度を上昇 ・フェノバルビタールがバルプロ酸の血中濃度を低下	酵素阻害 酵素誘導
フェノバルビタール・ゾニサミド	・フェノバルビタールがゾニサミドの血中濃度を低下	酵素誘導
バルプロ酸・カルバマゼピン	・カルバマゼピンがバルプロ酸の血中濃度を低下	酵素誘導
バルプロ酸・ゾニサミド	・バルプロ酸がゾニサミドの血中濃度を上昇 ・バルプロ酸がゾニサミドの血中濃度を低下	酵素阻害 酵素誘導
カルバマゼピン・ゾニサミド	・カルバマゼピンがゾニサミドの血中濃度を低下	酵素誘導	
症　状	抗てんかん薬の中毒症状（抗てんかん薬の血中濃度が上昇した場合） フェニトイン：　　　　　嘔気・嘔吐、眼振、運動失調、構音障害、嗜眠 フェノバルビタール：　　嗜眠、眩暈、眠気、脱力感、知覚異常、運動障害 バルプロ酸ナトリウム：嘔気・嘔吐、傾眠、ふらつき カルバマゼピン：　　　　眼振、複視、傾眠、めまい、運動失調、嘔気・嘔吐、皮疹 ゾニサミド：　　　　　　眠気、運動失調、食欲不振、自発性低下、複視、記銘・判断力低下

＊　強直性間代性発作あるいは強直間代性発作ともいう。
＊＊抗てんかん薬同士の相互作用は複雑であり、同じ組み合わせでも、患者の状態、投与量・投与された順序・投与期間などの相違により、血中濃度が上昇したり下降したりする場合がある。

機　序	1．血中濃度が上昇する機序 　　一方の抗てんかん薬（A）が、もう一方の抗てんかん薬（B）のシトクロムP450への結合を競合的に阻害し、Bの代謝が低下させられる（図1①）。 2．血中濃度が低下する機序 　　抗てんかん薬（A）を連続投与するとシトクロムP450が誘導されるため、併用薬（B）の代謝が促進され、Bの血中濃度が低下する（A自身の代謝も促進する）（図1②）。 ① 血中濃度上昇　　抗てんかん薬A　抗てんかん薬B　競合　蓄積　シトクロムP450　　抗てんかん薬AのシトクロムP450への親和性が抗てんかん薬Bのそれと比較して非常に強い場合、あるいは抗てんかん薬Aの量が抗てんかん薬Bの量に比較して圧倒的に多く存在する場合、抗てんかん薬BはシトクロムP450に結合できなくなり、代謝が低下される。 ② 血中濃度低下　抗てんかん薬Aを連続投与　→　シトクロムP450を誘導（薬物代謝能亢進）　→　抗てんかん薬Bの代謝亢進（抗てんかん薬A自身の代謝も亢進）　→　抗てんかん薬Bの血中濃度低下 **図1　2種類以上の抗てんかん薬の併用による相互作用の発現機序**
対　策	・抗てんかん薬を服用中の患者に他の抗てんかん薬を併用する場合は、両者の血中濃度のモニタリングを行い、また、副作用の発現に注意しながら投与量を調節する必要がある（血中濃度の測定は、後から投与された薬剤のみならず先に投与されていた薬剤についても行う必要がある）。
備　考	抗てんかん薬の有効血中濃度[2] 　　大部分の抗てんかん薬は、有効血中濃度の範囲が狭く、また有効域と毒性域が近接しているので、投与量の決定には血中濃度のモニタリングが必要である。 　・フェニトイン：　　　　　有効血中濃度 10〜20 μg/mL、 　　　　　　　　　　　　　中毒発現濃度 >20 μg/mL 　・フェノバルビタール：　　有効血中濃度 15〜30 μg/mL、 　　　　　　　　　　　　　中毒発現濃度 >40 μg/mL 　・バルプロ酸ナトリウム：　有効血中濃度 50〜100 μg/mL、 　　　　　　　　　　　　　中毒発現濃度 >100 μg/mL 　・カルバマゼピン：　　　　有効血中濃度 4〜8 μg/mL、 　　　　　　　　　　　　　中毒発現濃度 >9 μg/mL 　・ゾニサミド：　　　　　　有効血中濃度 10〜40 μg/mL、 　　　　　　　　　　　　　中毒発現濃度 >40 μg/mL
参考文献	1）西原カズヨら，月刊薬事 38：641-648, 1996. 2）伊賀立二，斉藤侑也編，薬物投与設計のためのTDMの実際，薬業時報社，東京，1993.

16	抗てんかん薬 ⇔ 他の薬剤 ―併用薬の作用が減弱―
フェニトイン	〈薬剤〉アレビアチン^R、ヒダントール^R 等 〈薬効〉抗てんかん薬。主に、部分発作、強直間代発作*に用いられる。
フェノバルビタール	〈薬剤〉フェノバール^R、ワコビタール^R 等 〈薬効〉催眠、鎮静、抗てんかん薬。主に、部分発作、強直間代発作*に用いられる。
カルバマゼピン	〈薬剤〉テグレトール^R 等 〈薬効〉抗てんかん薬。主に、部分発作、強直間代発作*に用いられる。
相互作用	1．テオフィリン、経口避妊薬、シクロスポリン、ワルファリンなどのシトクロム P 450 の基質となる薬物が投与されている患者に、抗てんかん薬（フェニトイン、フェノバルビタール、カルバマゼピン）を併用すると、シトクロム P 450 の基質薬物の血中濃度が低下し、効果が減弱されることがある（表1）。 2．抗てんかん薬を投与中の患者に、シトクロム P 450 の基質薬物を投与するとき、これらの薬物を通常の投与量で投与すると血中濃度が十分に得られず効果が不十分になることがある。 表1 抗てんかん薬の併用によって効果が減弱されることが知られる主な薬物⁹⁾ |	
フェニトイン	アセトアミノフェン、キニジン、シクロスポリン、タクロリムス、テオフィリン、ドキシサイクリン、ミダゾラム、メキシレチン、リドカイン、レボチロキシン、ワルファリン**、経口避妊薬、他の抗てんかん薬*
フェノバルビタール	アセトアミノフェン、キニジン、クロルプロマジン、ジギトキシン、シクロスポリン、ジソピラミド、テオフィリン、ドキシサイクリン、プレドニゾロン、リドカイン、ワルファリン、経口避妊薬、他の抗てんかん薬*
カルバマゼピン	イミプラミン、クロザピン、シクロスポリン、テオフィリン、ドキシサイクリン、ハロペリドール、メベンダゾール、レボチロキシン、ワルファリン、経口避妊薬、他の抗てんかん薬* | *　各論 15「抗てんかん薬⇔他の抗てんかん薬」を参照 **　フェニトインとワルファリンの併用では、フェニトインの酵素誘導によるワルファリンの代謝亢進の他、フェニトインによるワルファリンの血漿タンパクからの置換・遊離が起き、一過性にワルファリンの効果が増強することがある。
機　序	抗てんかん薬が肝薬物代謝酵素（シトクロム P 450）を誘導することにより、併用薬（シトクロム P 450 の基質薬物）の代謝が亢進されるため、作用が減弱される。 〈総論 2-3-3　CYP 誘導による相互作用を参照〉
対　策	・抗てんかん薬を服用中の患者に、シトクロム P 450 の基質薬物を併用する場合は、その薬物の効果および血中濃度をモニターしながら、必要であれば基質薬物の投与量を増やすなどの適切な処置を行う。 ・シトクロム P 450 の基質薬物を投与中の患者に、抗てんかん薬を投与する場合は、効果の減弱に注意し、必要であれば基質薬物の投与量を増やすなどの適切な処置を行う。

*強直性間代性発作あるいは強直間代性発作ともいう。

症　例	・シクロスポリン（CyA）およびカルバマゼピン（Car）が投与されている腎移植患者3名（Car併用群）と、CyAのみが投与されている腎移植患者3名（control群）を対象に、CyAの薬物動態および投与量の相違を検討した。その結果、Car併用群のCyAのトラフ血中濃度*は、control群と比較して有意に低値を示した（Car併用群：57 ng/mL、control群：162 ng/mL）。また、Car併用群では治療域の血中CyA濃度を得るのに、control群の2倍以上の投与量を必要とした[2]。 ・テオフィリン療法を受けている7人の喘息患者（小児）にフェノバルビタールを投与したところ、テオフィリン血中濃度がフェノバルビタールの併用の前後で12.0 μg/mLから8.4 μg/mLに減少した[3]。 ・フェニトイン（200 mg/日）を服用していた28歳のてんかん患者が、経口避妊薬を使用したところ、それを規則正しく服用していたにもかかわらず避妊に失敗したという報告がある[4]。 ・ワルファリン投与中の患者にカルバマゼピンを併用したところ、血清ワルファリン濃度の低下と、抗凝血作用の減弱がおきた[5]。
参考文献	1) Hansten, P.D. and Horn, J. R., Drug Interactions and Updates, Applied Therapeutic, 1997. 2) Cooney, G. F. et al., Pharmacotherapy, 15：353-356, 1995. 3) Saccar, C. L. et al., J. Allergy Clin. Immunol., 75：716-719, 1985. 4) Kenyon, I. E., Br. Med. J., 11：686-687, 1972. 5) Hansen, J. M. et al., Clin. Pharmacol. Ther., 12：539-543, 1971.

＊次回の薬物投与直前の血中濃度

シトクロム P 450 以外の酵素の関わる相互作用

17	フルオロウラシル系代謝拮抗薬　⇔　ソリブジン ―重篤な血液障害の発現―
フルオロウラシル系代謝拮抗薬	〈薬剤〉フルオロウラシル（5-FU[R] など）、テガフール*（フトラフール[R] など）、テガフール*・ウラシル（ユーエフティ[R]）、カルモフール*（ヤマフール[R] など）、ドキシフルリジン*（フルツロン[R]） 〈薬効〉抗悪性腫瘍薬（代謝拮抗薬）。悪性腫瘍細胞の DNA 合成に必要なチミジル酸合成酵素の活性を抑制することによって抗悪性腫瘍作用を発現する。
ソリブジン	〈薬剤〉ソリブジン（ユースビル[R]）** 〈薬効〉抗ウイルス薬。ウイルス感染細胞の DNA 合成を阻害し、その増殖を抑えることによって抗ウイルス作用を発現する。帯状疱疹の治療に用いられる。
相互作用	フルオロウラシル系代謝拮抗薬を服用中の患者にソリブジンを併用投与すると、フルオロウラシル系代謝拮抗薬の血中濃度が上昇し、重篤な血液障害が現れることがある。
症　状	重篤な血液障害（死亡例あり（臨床報告例を参照））。 ○臨床検査値の変動：白血球減少、血小板減少など。 ○自覚症状：発熱、全身倦怠感など。
機　序	フルオロウラシル系代謝拮抗薬はおもにジヒドロチミンデヒドロゲナーゼによって代謝される。ソリブジンは服用後、体内で代謝されてブロモビニルウラシルに変化する。このブロモビニルウラシルはジヒドロチミンデヒドロゲナーゼを強力に阻害するため、両薬物を併用投与するとフルオロウラシル系代謝拮抗薬の代謝が阻害され血中濃度が上昇し、血液障害などの重篤な副作用が発現する（図1）。 図1　ソリブジンとフルオロウラシルの相互作用 〈参考〉Desgranges[1]) らはラットを用いてフルオロウラシル（200 μmol/kg）を単独投与したときと、ブロモビニルウラシル（200 μmol/kg）を投与1時間後にフルオロウラシルを投与したときの、フルオロウラシル薬物動態を比較した。その結果、ブロモビニルウラシル併用投与時のフルオロウラシルの血漿濃度は、フルオロウラシル単独投与時に比べて有意に高値を示した（図2）。 図2　ラットにおけるブロモビニルウラシルのフルオロウラシル血漿濃度に及ぼす影響

*　体内でフルオロウラシルに変換されて抗腫瘍効果を発現する。
**現在、販売中止となっている。

対　策	・併用は絶対に行わない。　併用禁忌
症　例	・テガフール服用中の患者にソリブジンを併用投与したところ、ソリブジン投与終了時点で白血球数、血小板数の減少が見られ、その9日後より発熱、口中のただれ、10日後にはさらに著明な白血球数減少が見られた。11日後には呼吸困難、急性心不全などが発現、翌日に死亡した[2]。 ・テガフール・ウラシルを服用中の患者にソリブジンを併用投与したところ、その翌日に口内炎および肛門周囲の発赤出現。9日後には著明な好中球および血小板減少が現れた[2]。
備　考	1　ソリブジン以外の抗ウイルス薬とフルオロウラシルとの相互作用について 　　プリン骨格を有するアシクロビルやビダラビンなどの抗ウイルス薬は、ジヒドロチミンデヒドロゲナーゼを阻害しないので、フルオロウラシル系代謝拮抗薬と併用投与しても相互作用を起こさない（図3）。 図3　ブロモビニルウラシルと抗ウイルス薬の構造式 2　ソリブジン・フルオロウラシル事件 　　ソリブジンとフルオロウラシルの相互作用による死亡者数は十数名にも及び、社会的に大きな問題となった。ソリブジンは、平成5年9月3日に発売となったが、本事件により同年10月12日に出荷停止となった。
参考文献	1) Desgranges, C. et al., Cancer Res., 46：1094-1101, 1986. 2) 緊急安全性情報, 1993.10月発行.

18	アルコール ⇔ ジスルフィラム ―アルコール・ジスルフィラム反応の発現―
アルコール	アルコール飲料 アルコール含有製剤：エリキシル剤、薬用酒、リトナビル（ノービア[R]）*など アルコール含有食品：奈良漬けなど アルコール含有化粧品：アフターシェーブローション、シャンプーなど
ジスルフィラム	〈薬剤〉ジスルフィラム（ノックビン[R]） 〈薬効〉慢性アルコール中毒に対する抗酒療法。
相互作用	ジスルフィラムを投与中の患者が、アルコール飲料、もしくはアルコールを含有する製剤や食品を摂取すると、頭痛、めまい、嘔気等の症状が現れる。
症　状	症状は、アルコールの摂取量に依存する。 ・軽症：二日酔い症状、悪心、嘔気、頭痛、めまい、顔面紅潮 ・重症：頻脈、血圧降下、痙攣、呼吸困難、昏睡、ショック、死亡
機　序	ジスルフィラムがアルデヒド脱水素酵素を阻害し、アセトアルデヒドから酢酸への代謝を阻害するため、エタノールから生成したアセトアルデヒドが体内に蓄積し、これが二日酔い症状をはじめとする様々な症状を引き起こす（図1）[1]。 $CH_3CH_2OH \xrightarrow{\text{アルコール脱水素酵素}} CH_3CHO \xrightarrow[\text{ジスルフィラム}]{\text{アルデヒド脱水素酵素}} \times CH_3COOH$ エタノール　　　　　　　アセトアルデヒド　　　　　　　　酢酸 　　　　　　　　　　　　　⇓ 二日酔い症状 図1　アルコールとジスルフィラムの相互作用発現機序 （この機序の他、ジスルフィラム自身にも中枢作用があるので、アルコールとの併用により相乗的に中枢作用が増強される）
対　策	・ジスルフィラムの投与時はアルコール飲料の飲用を避ける。　併用禁忌 ・アルコールを含む食品の摂取や薬剤の服用も避ける。　併用禁忌 ・アルコールを含有する外用薬（吸入薬、ローションなど）の使用も避ける[2]。　併用禁忌 ・副作用発現時には輸液療法と呼吸管理を行う。輸液には、電解質、糖の他、ビタミンC、B_6も加える。痙攣に対してはジアゼパムを、低血圧に対してはノルエピネフリンをそれぞれ投与する。
症　例	・ジスルフィラム療法のため入院していた男性（60歳）が、退院後にアルコールを摂取したところ、激しい嘔吐の後、ショックに陥り死亡した[3]。 ・入院患者2名にジスルフィラム1日0.5gを2週間投与した後、ウイスキー30 mLを飲用させたところ、顔面紅潮、充血、頻脈、喉の締め付け感、嘔気を発現した。その後、ジスルフィラムを1日0.25gに減らし、その2日目にアルコール50％を含むアフターシェーブローションを顔に塗ったところ、顔のほてりと紅潮、嘔気などが発現した[4]。

*プロテアーゼ阻害薬のリトナビル製剤のノービア[R]（カプセル剤）は、添加剤としてエタノールが18％含有されている。

備　　　考	1　ジスルフィラム様作用を有する他の薬物 ・シアナミドは、強力なアルデヒド脱水酵素阻害作用を有し、アルコール依存症に対する抗酒薬として用いられる。これらの薬剤が投与されているときは、アルコールの摂取は禁忌である。　併用禁忌　 ・その他：クロルプロパミドやトルブタミドなどのスルフォニル尿素系経口血糖降下薬、シメチジン（H_2 受容体拮抗薬）、プロカルバジン（抗腫瘍薬）、クロラムフェニコール（抗菌薬）、メトロニダゾール（抗トリコモナス薬）、チニダゾール（抗トリコモナス薬）、NMTT 基を有するセフェム系抗生物質（各論 19 参照）等も、アルデヒド脱水酵素阻害作用を有する。
参考文献	1) Elenbaas, R.M., Am. J. Hosp. Pharm., 34：827-831, 1977. 2) 厚生省薬務局企画課監修, 医薬品相互作用ハンドブック, 薬業時報社, 37, 1994. 3) Fernandez, D., N. Engl. J. Med., 286：610, 1972. 4) Mercurio, F., J. A. M. A., 149：82, 1952.

19	アルコール飲料 ⇔ セフェム系抗生物質（N-メチルテトラゾールチオメチル［NMTT］基を有するもの） ―アルコール・ジスルフィラム反応様症状の発現―
アルコール飲料	アルコール飲料
NMTT基を有するセフェム系抗生物質	〈薬剤〉ラタモキセフ*（シオマリン^R）、セフブペラゾン*（ケイペラゾン^R、トミポラン^R）、セフメタゾール*（セフメタゾン^R）、セファマンドール*（ケフドール^R）、セフォペラゾン*（セフォペラジン^R）、セフミノクス（メイセリン^R）、セフピラミド（サンセファール^R）、セフォテタン（ヤマテタン^R）、セフメノキシム（ベストコール^R） 〈薬効〉広域スペクトルを有するセフェム系抗生物質。NMTT基はグラム陰性菌に対する抗菌力を増強するため、いくつかのセフェム系抗生物質に導入されている。
相互作用	NMTT基を有するセフェム系抗生物質（図1）を投与中あるいは投与後に、アルコール飲料を摂取すると、頭痛、めまい、嘔気等のアルコール・ジスルフィラム反応様の症状が発現することがある。 図1　NMTT基を有するセフェム系抗生物質の基本骨格
症　状	頭痛、めまい、嘔気、発汗、動悸、頻脈
機　序	セフェム系抗生物質のNMTT基より遊離したmethyl tetrazol thiol 2分子がSS結合し、これがアルデヒド脱水素酵素を阻害する。したがって、これらの薬物を投与後にアルコールを摂取するとエタノールから生成したアセトアルデヒドが体内に蓄積し、二日酔い様の症状が発現する[1]。 図2　アルコールとNMTT基をもつセフェム系抗生物質との相互作用発現機序

*NMTT基を有するセフェム系抗生物質の中でも特にアルデヒド脱水素酵素阻害作用が強く、相互作用の顕著な薬剤。

対　策	・NMTT 基を含むセフェム系抗生物質投与期間中の飲酒は避ける。また、投与終了後、少なくとも1週間は飲酒を避ける[2]。 ・アルコールを含む食物の摂取や、エリキシル剤などのアルコールを含む製剤の服用もなるべく避ける。
症　例	・37歳男性がセフォペラゾン 1～4 g/日、7日間の投与を受け、その投与終了から7時間後にビールをコップ1杯飲んだところ、頭痛、嘔気が発現した。しかしそのまま中ビン1本を飲んだところ、嘔吐、頭痛が強くなり入院となった[3]。
備　考	**NMTT 基の誘導化によるジスルフィラム様作用の消失** 　　ラタモキセフの同族抗生物質（オキサセフェム系）であるフロモキセフは、NMTT 基中の N–CH$_3$ 基を N–CH$_2$CH$_2$OH 基に入れ換えた構造が3位に導入されている。この基はアルデヒド脱水素酵素阻害作用を有さないため、フロモキセフはジスルフィラム・アルコール様反応を引き起こさない。
参考文献	1) 松田重三, この薬の多剤併用副作用, 医歯薬出版株式会社, 166-169, 1995. 2) 厚生省薬務局企画課監修, 医薬品相互作用ハンドブック, 薬業時報社, 265, 1994. 3) 厚生省医薬品副作用情報, No.57, 1-3

20		テオフィリン ⇔ アロプリノール ―テオフィリンの効果・毒性の増強―
テオフィリン		〈薬剤〉テオフィリン（スロービッド^R、テオドール^R、テオロング^R、ユニフィル^R）、アミノフィリン（ネオフィリン^R） 〈薬効〉気管支拡張薬。気管支平滑筋を弛緩し気管支を拡張させる。喘息の治療に用いられる。
アロプリノール		〈薬剤〉アロプリノール（ザイロリック^R、リボール^R） 〈薬効〉キサンチンオキシダーゼを阻害することによって尿酸の生成を抑制する。痛風（高尿酸血症）の治療に用いられる。
相互作用		アロプリノールがテオフィリンの肝代謝を阻害することによりテオフィリンの血中濃度が上昇し、テオフィリンの中毒症状が現れることがある。 　この相互作用はアロプリノールの大量投与時に発現することがあり、常用量（200～300 mg程度）ではあまり起きないとされる[1]。
症　状		テオフィリンの中毒症状（頭痛、悪心、嘔吐。重篤な場合、不整脈、痙攣、ショック）
機　序		アロプリノールがキサンチンオキシダーゼを阻害することにより、テオフィリン代謝過程における1-メチルキサンチンから1-メチル尿酸の代謝が阻害され、テオフィリンが蓄積する。 （アロプリノールのみならず、その代謝物のオキシプリノールもキサンチンオキシダーゼ阻害作用を有する） 図1　テオフィリンとアロプリノールとの相互作用の発現機序[2),3)]
対　策		併用時はテオフィリンの中毒症状の発現に注意するとともに、テオフィリンの血中濃度をモニターする。血中濃度が治療域以上に上昇したり中毒症状が発現するようであれば、テオフィリンを減量する。
症　例		・テオフィリン1日450 mgを服用している喘息患者（62歳）にアロプリノールを併用投与したところ、テオフィリン血漿濃度が38％上昇した[4)]。

参考文献	1) Hansten, P.D. and Horn, J. R., Drug Interactions and Updates, Applied Therapeutic, p 635, 1997. 2) Jonkman, J.H.G. and Upon, R. A., Clin. Pharmacokinet., 9：309-334, 1984. 3) 矢野育子, 月刊薬事, 38：613-622, 1996. 4) Barry, M. et al., Clin. Pharmacokinet., 19：167-169, 1990.

21	チオプリン誘導体（内用剤）　⇔　アロプリノール —チオプリン誘導体の作用・副作用が増強—	
チオプリン誘導体（内用剤）	〈薬剤〉メルカプトプリン（ロイケリン®）、アザチオプリン（イムラン®） 〈薬効〉プリン代謝拮抗薬。核酸の生合成を阻害することにより、抗腫瘍作用および免疫抑制作用を示し、メルカプトプリンは急性白血病、慢性骨髄性白血病の治療に、アザチオプリンは腎移植における拒絶反応の抑制に用いられる。	
アロプリノール	〈薬剤〉アロプリノール（ザイロリック®） 〈薬効〉痛風治療薬。キサンチンオキシダーゼを阻害することにより、尿酸の生成を阻害する。	
相互作用	チオプリン誘導体を投与中の患者にアロプリノールを併用すると、体内にチオプリン誘導体が蓄積し、毒性が増強される。 ＜参考＞急性リンパ球性白血病患者に、アロプリノール（300 mg/日）投与後にメルカプトプリン（75 mg/m²）を経口投与したところ、メルカプトプリン単独投与時に比較して、メルカプトプリンの血漿濃度が著しく上昇した（AUCは5倍に増大）（図1）[1]。 |	メルカプトプリン単独（○）	メルカプトプリン＋アロプリノール（●）
Cmax (μM)	0.74±0.28	3.7±0.6
AUC (μM・min)	142±35	716±55 | 図1　メルカプトプリンの体内動態に及ぼすアロプリノールの影響	
症　状	骨髄機能抑制（赤血球、白血球、血小板の減少）。 初期症状：全身倦怠感、動悸、息切れ、めまい、発熱など。	

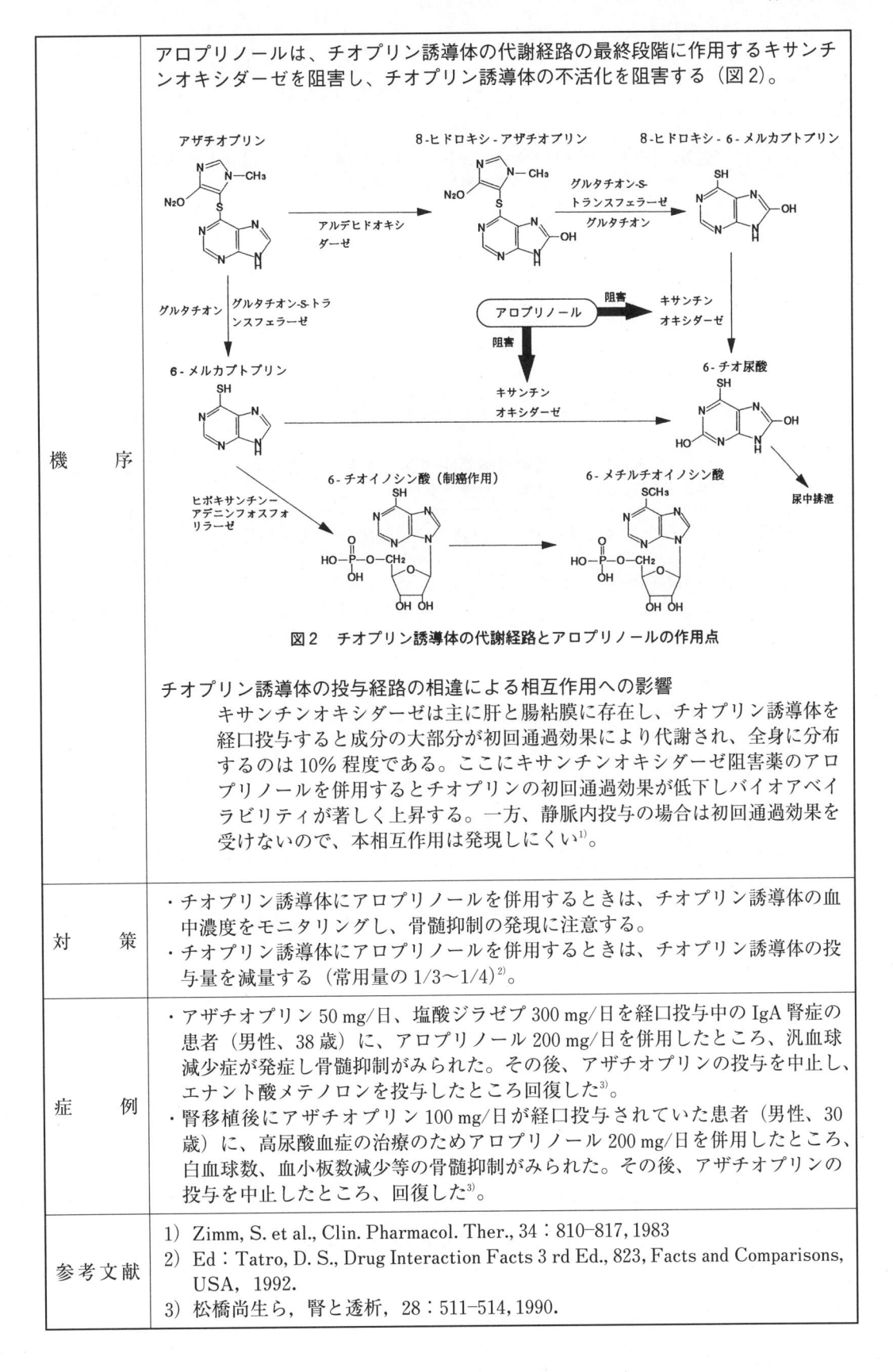

機　序	アロプリノールは、チオプリン誘導体の代謝経路の最終段階に作用するキサンチンオキシダーゼを阻害し、チオプリン誘導体の不活化を阻害する（図2）。 図2　チオプリン誘導体の代謝経路とアロプリノールの作用点 チオプリン誘導体の投与経路の相違による相互作用への影響 　　キサンチンオキシダーゼは主に肝と腸粘膜に存在し、チオプリン誘導体を経口投与すると成分の大部分が初回通過効果により代謝され、全身に分布するのは10％程度である。ここにキサンチンオキシダーゼ阻害薬のアロプリノールを併用するとチオプリンの初回通過効果が低下しバイオアベイラビリティが著しく上昇する。一方、静脈内投与の場合は初回通過効果を受けないので、本相互作用は発現しにくい[1]。
対　策	・チオプリン誘導体にアロプリノールを併用するときは、チオプリン誘導体の血中濃度をモニタリングし、骨髄抑制の発現に注意する。 ・チオプリン誘導体にアロプリノールを併用するときは、チオプリン誘導体の投与量を減量する（常用量の1/3～1/4）[2]。
症　例	・アザチオプリン 50 mg/日、塩酸ジラゼプ 300 mg/日を経口投与中のIgA腎症の患者（男性、38歳）に、アロプリノール 200 mg/日を併用したところ、汎血球減少症が発症し骨髄抑制がみられた。その後、アザチオプリンの投与を中止し、エナント酸メテノロンを投与したところ回復した[3]。 ・腎移植後にアザチオプリン 100 mg/日が経口投与されていた患者（男性、30歳）に、高尿酸血症の治療のためアロプリノール 200 mg/日を併用したところ、白血球数、血小板数減少等の骨髄抑制がみられた。その後、アザチオプリンの投与を中止したところ、回復した[3]。
参考文献	1) Zimm, S. et al., Clin. Pharmacol. Ther., 34：810-817, 1983 2) Ed：Tatro, D. S., Drug Interaction Facts 3 rd Ed., 823, Facts and Comparisons, USA, 1992. 3) 松橋尚生ら，腎と透析，28：511-514, 1990.

22	レボドパ ⇔ ビタミン B₆ 製剤 ―パーキンソン病症状の悪化―
レボドパ	〈薬剤〉レボドパ（ドパストン^R、ドパストン SE^R、ドパゾール^R、ドパール^R） 〈薬効〉抗パーキンソン病薬：パーキンソン病によって減少した脳内ドパミンを補給し、ドパミン作動性神経を賦活する
ビタミン B₆	〈薬剤〉ビタミン B₆ 製剤：塩酸ピリドキシン（アデロキシン^R）、リン酸ピリドキサール（ピロミジン^R） ビタミン B₆ を含む製剤：混合ビタミン B 製剤（ビタノイリン^R、ビタメジン^R、ノイロビタン^R、ネオラミンスリービー^R）、総合ビタミン薬（パンビタン^R、ポポン S^R、ワッサー V^R、MVI^R、ネオラミンマルチ V^R、マルタミン^R） 〈薬効〉ビタミン B₆ の補給
相互作用	ビタミン B₆ がレボドパの作用を減弱させ、パーキンソン病症状が悪化することがある。 （ただし、末梢性ドパ脱炭酸酵素阻害薬を配合されたレボドパ製剤では、本相互作用は発現しない。「対策」の欄を参照。）
症　状	パーキンソン病症状の悪化（筋強剛、運動障害、振戦など）
機　序	2つの機序が考えられている[1,2)]。 ①末梢組織でのレボドパからドパミンへの代謝をビタミン B6 が促進するため、レボドパの脳への移行が減少し、レボドパの治療効果が減弱される（図1①）。 ②レボドパとリン酸ピリドキサルが反応してシッフ塩基を形成することにより、レボドパの末梢での代謝が変化する（図1②）。 図1　レボドパとビタミン B₆ との相互作用発現機序

対　策	・レボドパ投与中の患者にはビタミン B_6 製剤の投与を避ける。 ・やむを得ず併用する場合は、レボドパを末梢性ドパ脱炭酸酵素阻害薬を含むレボドパ製剤*に変更する[3]。 　　　*解説：末梢性ドパ脱炭酸酵素阻害薬であるカルビドパや塩酸ベンセラジドは、末梢組織のドパ脱炭酸酵素を阻害し、末梢組織におけるレボドパからドパミンへの代謝を抑制する。従ってレボドパに末梢性ドパ脱炭酸酵素阻害薬を併用すると、レボドパの脳への移行を改善できる。また、同様の理由により、ビタミン B_6 併用による相互作用を回避できる。末梢性ドパ脱炭酸酵素阻害薬を含むレボドパ製剤には以下のものがある。 　　　・ネオドパストン®（レボドパ：カルビドパ＝10：1） 　　　・マドパー®、ネオドパゾール®（レボドパ：塩酸ベンセラジド＝4：1）
症　例	パーキンソン症候群でレボドパを継続的に投与されている10人の患者に、レボドパ250 mgとピリドキシン50 mgを併用投与し、レボドパの体内動態を検討したところ、レボドパ単独投与時に比較してピリドキシン併用時のレボドパのAUCは67.4％減少した。また、これら2剤にカルビドパ50 mgを追加投与したところ、レボドパ単独投与時に比較してAUCが138.8％上昇した[4]。
備　考	1　本相互作用の臨床応用 　　レボドパとビタミン B_6 との相互作用を利用し、レボドパの過量投与により生じた中枢性の副作用（不随意運動）を、ピリドキシンで軽減することができる。ただし、末梢でのレボドパからドパミンへの代謝が亢進するため、末梢性の副作用（動悸、血圧上昇、消化器症状）が発現あるいは悪化することがある。 2　高タンパク食とレボドパとの相互作用 　　高タンパク食摂取時にレボドパを服用すると、レボドパの消化管吸収が減少し、レボドパの効果が減弱することがある。 　　　【機序】αアミノ酸の一つであるレボドパは、アミノ酸の輸送担体を介して消化管から吸収されるので、高タンパク食を多量に摂取するとその消化により生成した分岐鎖アミノ酸と輸送担体で競合し、レボドパの吸収が低下する。また、レボドパの血液中から脳への移行も輸送担体を介して行われるので、そこでも競合が起きる[5]。
参考文献	1) 上代淑人監訳, ハーパー生化学, 22版, 591-595. 2) 米国薬剤師会編：医薬品相互作用とその評価, 第1版, 薬事日報社, 150-152, 1976. 3) 厚生省薬務局企画課監修, 医薬品相互作用ハンドブック, 薬業時報社, 98, 1994. 4) Mars, H. et al., Arch. Neurol., 30：444-447, 1974. 5) 井手芳彦, 医薬ジャーナル, 31：2998-3004, 1995.

23	レボドパ、ドロキシドパ ⇔ 非選択的モノアミンオキシダーゼ（MAO）阻害薬 ―血圧の異常上昇―
レボドパ	〈薬剤〉ドパストン[R]、ドパゾール[R]、ドパール[R] 〈薬効〉パーキンソン病治療薬。本剤はドパミンの前駆体であり、脳内でドパミンに変換され、減少した脳内ドパミンを補充する。
ドロキシドパ	〈薬剤〉ドプス[R] 〈薬効〉パーキンソン病治療薬。本剤はノルアドレナリンの前駆体であり、脳内でノルアドレナリンに変換され、減少した脳内ノルアドレナリンを補充する*。
MAO阻害薬	〈薬剤〉塩酸サフラジン**、フェネルジン**、トラニルシプロミン**、ニアラミド** 〈薬効〉MAO阻害薬。脳内神経終末におけるカテコールアミン濃度を上昇させ、抗うつ作用を示す***。
相互作用	併用により、レボドパの作用が増強され、血圧の異常上昇をきたすことがある。
症　状	血圧上昇、顔面紅潮、動悸、頭痛等。
機　序	レボドパおよびドロキシドパは、各々神経内でドパミンおよびノルアドレナリンに変換された後、MAOやCOMT（カテコール-o-メチル転位酵素）によって分解される。したがってレボドパあるいはドロキシドパにMAO阻害薬を併用すると、ドパミンやノルアドレナリンの貯蔵量あるいは遊離量が増加し、血圧上昇などの交感神経興奮症状が引き起こされる[1]。 図1　レボドパ、ドロキシドパとMAO阻害薬との相互作用発現機序

*　パーキンソン病は黒質線条体系の変性脱落によって、脳内ドパミン量が減少することにより発症するが、病気が進行すると青斑核（脳幹網様体に存在するノルアドレナリン作動性神経の細胞体の集まった部位）の変性も起き、これによってすくみ足などの症状が現れる。ドロキシドパはこれらの症状の改善に用いられる。
**　日本では発売されていない。
***　MAOは、中枢、末梢の神経終末、肝臓あるいはその他の臓器のミトコンドリア膜に存在する。このうち神経終末に存在するMAOはカテコールアミンやセロトニンの代謝分解の調節に寄与し、肝臓のMAOはチラミンなどの生体にとって有毒なアミンの分解に重要な役割を演じている。

対　策	・レボドパあるいはドロキシドパと、MAO阻害薬との併用は避ける。**併用禁忌** ・重篤な高血圧が起こった場合はフェントラミン等の交感神経抑制薬を投与する。 ・カルビドパやベンセラジドなどの末梢性ドパ脱炭酸酵素阻害薬を併用すると、血圧上昇が発現しにくい（末梢性ドパ脱炭酸酵素阻害薬を併用すると、末梢の交感神経終末におけるレボドパ→ドパミン→ノルアドレナリンの変換が遮断されるため）。 ＜各論22の対策欄を参照＞
症　例	・57歳のパーキンソン病患者にMAO阻害薬のフェネルジン1日45 mgを処方し、その10日後にレボドパ50 mgを投与したところ、血圧の著明な上昇（180 mmHg）がみられた。この血圧上昇はフェントラミン（9 mg）の投与で下降した[2]。
備　考	**1　MAO阻害薬と他の薬物との相互作用** 　MAO阻害薬は非常に多くの薬物と相互作用を引き起こすので、併用薬の選択には十分な注意が必要である。また、チーズ、ワインなどのチラミン含有食品とも相互作用を引き起こすので、MAO阻害薬を投与中はこれらの食品の摂取も控える必要がある（表1）。 表1　MAO阻害薬と相互作用を引き起こすその他の薬物および食品 |	薬物名、食品名	相互作用
---	---	---
併用禁忌	三環系・四環系抗うつ薬、カルバマゼピン	不隠、痙攣、異常高熱の可能性
	ジメンヒドリナート	ジメンヒドリナートの抗コリン作用が持続、増強
	α受容体刺激薬（ナファゾリン、トラマゾリン、テトリゾリン）	高血圧クリーゼ発現の可能性
	マジンドール、メタンフェタミン、レボドパ	
	グアネチジン	
	デキストロメトルファン	異常高熱の可能性
	ペチジン	興奮、錯乱、呼吸不全など
併用注意	交感神経興奮薬、抗パーキンソン病薬、抗ヒスタミン薬、ベンゾジアゼピン系薬剤、バルビツール酸系薬剤、抗精神病薬、抗コリン薬、鎮咳薬、筋弛緩薬、降圧薬、全身麻酔薬、ワルファリン	相互に作用増強
	アルコール	相互に作用増強。血圧低下
	チラミン含有量の多い食品（チーズ、レバー、ニシン、赤ワイン、ビール、酵母、空豆など）	高血圧発作、頭痛など	 **2　選択的MAO-B阻害薬（塩酸セレギリン）** 　MAOには、ノルアドレナリンやセロトニンなどを基質とするMAO-Aと、ドパミンやチラミンなどを基質とするMAO-Bの2つのタイプがある。近年、人工的にパーキンソン病を誘発するMPTP*を用いた動物実験において選択的MAO-B阻害薬がその発症を抑制したという結果をもとに、選択的MAO-B阻害薬の塩酸セレギリン**（エフピー錠®）がパーキンソン病の治療に用いられるようになった（図2）。 　MAO-Bはノルアドレナリンを基質としないため、選択的MAO-B阻害薬とレボドパを併用してもノルアドレナリンの蓄積が起きないので血圧上昇がおきにくい。臨床では、塩酸セレギリンはパーキンソン病の治療効果の増大を期待してレボドパ製剤と併用して用いられる。 図2　塩酸セレギリンの構造式
参考文献	1) グッドマン・ギルマン薬理書第8版，廣川書店，496-500, 558-565, 1992. 2) Hunter, M.J.et al., Br. Med. J., 15：388, 1970.

*　1-methyl-4-phenyl-1, 2, 3, 6-tetrahydropyridine
**塩酸セレギリンは、覚せい剤原料、劇薬、指定医薬品、要指示医薬品に指定されている。

腎排泄における相互作用

24	炭酸リチウム ⇔ サイアザイド系利尿薬 ―リチウムの毒性発現―
炭酸リチウム	〈薬剤〉炭酸リチウム（リーマス^R） 〈薬効〉躁病治療薬。躁うつ病の治療にも用いられる。作用機序は不明。
サイアザイド系利尿薬	〈薬剤〉エチアジド（エチアザイド^R）、シクロペンチアジド（ナビトレックス^R）、トリクロルメチアジド（フルイトラン^R）、ヒドロクロロチアジド（ダイクロトライド^R）、ヒドロフルメチアジド（ロンチル^R）、ペンフルチジド（ブリザイド^R）、ベンチルヒドロクロロチアジド（ベハイド^R）、メチクロチアジド（エンデュロン^R） 〈薬効〉降圧利尿薬。腎尿細管における Na^+ と Cl^- の再吸収を低下させることにより、水分の再吸収を減少させ、利尿作用を示す。高血圧症、浮腫の治療などに用いられる。
相互作用	炭酸リチウムを投与中の患者にサイアザイド系利尿薬を併用すると、炭酸リチウムの腎クリアランスが低下し、リチウム毒性が発現する。
症　状	リチウムの中毒症状 　軽症：悪心・嘔吐、腹痛、下痢、鎮静、振戦 　重症：精神錯乱、反射亢進、運動失調、言語障害、けいれん発作、昏睡
機　序	サイアザイド系利尿薬がリチウムの腎尿細管再吸収を増加させることによりリチウムの腎排泄が低下し、血清リチウム濃度が上昇する。
対　策	・炭酸リチウム投与中の患者には、サイアザイド系利尿薬の投与を避ける。 　併用禁忌 ・利尿薬は、どの系のものを用いても血清リチウム濃度を変化させるので、炭酸リチウム投与中の患者に利尿薬を投与する場合は、必ず血清リチウム濃度をモニターしながらリチウムの投与量を調節する必要がある（備考2参照）。 ＜参考＞ループ利尿薬は血清リチウム濃度に対する影響が比較的少ないとされる。
症　例	・躁うつ病の治療で炭酸リチウム（1600 mg/日）を投与されていた45歳女性が、足首の浮腫の治療のためにベンドロフルメチアジド5 mgを併用投与された。ベンドロフルメチアジド投与前の血清リチウム濃度は0.9-1.2 mEq/Lに維持されていたが、投与後では2.4 mEq/Lに上昇した[1]。 ・躁うつ病の治療で炭酸リチウムが投与されていた66歳男性に、左心室不全の治療でアミロライド5 mgとヒドロクロロチアジド50 mgが処方された。数日後、倦怠感、嘔気、食欲不振、下痢、ふらつき、発音障害、上肢の震えなどが出現した。併用から1週間後の血清リチウム濃度は2.4 mEq/Lであった。その後、全ての薬剤の投薬を中止し、4日目に症状が軽減した[2]。

備 考	1　血清リチウム濃度と毒性発現 　　リチウムは治療域が狭く（0.3-1.0 mEq/L）、血清リチウム濃度が1.5 mEq/Lを超えると副作用が出現しやすくなる。また、投与量と血中濃度の関係は個人差が非常に大きいので、リチウム製剤を投与する場合は、血中濃度のモニタリングが必要である。 2　他の利尿薬との相互作用 　　全ての利尿薬はリチウムの腎排泄に影響を及ぼすが、その特性は利尿薬の作用機序の違いによって全く異なる（表1）。サイアザイド系利尿薬およびループ利尿薬のようにナトリウムイオンの減少を引き起こす薬剤は、リチウムの腎排泄を減少させる。一方、アセタゾラミドやアミノフィリンは、リチウムの腎排泄を促進させる（各論25「炭酸リチウム⇔アセタゾラミド」参照）[3,4]。 表1　リチウムの腎排泄に及ぼす各種利尿薬の影響 | 薬剤	腎排泄に及ぼす影響	影響の程度
サイアザイド系利尿薬	排泄減少	大　併用禁忌
エタクリン酸（ループ利尿薬）	排泄減少	小
フロセミド（ループ利尿薬）	排泄減少	小
アセタゾラミド（炭酸脱水酵素阻害薬）	排泄促進	中
浸透圧利尿薬	排泄促進	中
トリアムテレン	排泄促進	小
スピロノラクトン	影響少ない	小	
---	---
参考文献	1) Kerry, R. J., Br. Med. J., 2, 371, 1980. 2) Macfie, A.C., Br. Med. J., 1, 516, 1975. 3) Edt. Tatro, D.S., DRUG INTERACTION FACTS, facts and comparison, USA, 518-523, 1992. 4) Finley, P. R. et al., Clin. Pharmacokinet., 29：172-191, 1995.

25	炭酸リチウム ⇔ アセタゾラミド（炭酸脱水酵素阻害薬） —リチウムの効果減弱—
炭酸リチウム	〈薬剤〉炭酸リチウム（リーマス[R]） 〈薬効〉躁病治療薬。躁うつ病の治療にも用いられる。作用機序は不明。
アセタゾラミド	〈薬剤〉アセタゾラミド（ダイアモックス[R]） 〈薬効〉炭酸脱水酵素阻害薬。体内に広く分布する炭酸脱水酵素を阻害することにより、眼圧低下作用、抗てんかん作用、利尿作用を示す。
相互作用	アセタゾラミドの併用により炭酸リチウムの腎クリアランスが亢進し、炭酸リチウムの作用が減弱する。
症　状	リチウムの抗躁病作用の減弱（躁状態の再燃）
機　序	アセタゾラミドは近位尿細管の炭酸脱水酵素を阻害することにより炭酸水素イオンの再吸収を抑制し、それと連動してリチウムの尿細管再吸収も減少させるため、リチウムの腎排泄が促進される。 ＜参考＞ 5日齢および105日齢のラットを用い、リチウムの腎クリアランスに及ぼすアセタゾラミドの影響を検討した。その結果、アセタゾラミド併用群のリチウム腎クリアランスは、リチウム単独投与群に比較して著明に上昇した（表1）[1]。 表1　ラットにおけるアセタゾラミド併用によるリチウム排泄の影響 | ラットの年齢		クリアランス (mL/min 100g)	再吸収（％）
---	---	---	---
5日齢	リチウム(60 mEq/L)単独	0.026 ± 0.002	83
	リチウム ＋アセタゾラミド(400 mg/kg)	$0.062 \pm 0.006^*$	60
105日齢	リチウム(60 mEq/L)単独	0.198 ± 0.009	73
	リチウム ＋アセタゾラミド(60 mg/kg)	$0.274 \pm 0.003^*$	32	 * $P<0.01$
対　策	炭酸リチウムの投与を受けている患者にアセタゾラミドを投与する場合は、リチウムの血中濃度をモニターしながら慎重に行い、必要であれば炭酸リチウムを増量する。逆に、炭酸リチウムとアセタゾラミドが併用投与されている患者から、アセタゾラミドの投与を中止する場合も、リチウムの血中濃度をモニターしながら行う。
症　例	健常人6人に、炭酸リチウム300 mgおよびアセタゾラミド500 mg～750 mgを投与し、炭酸リチウムの腎クリアランスに及ぼすアセタゾラミドの影響を検討した。アセタゾラミドを併用したときのリチウムの腎排泄は、併用しないときよりも27％～31％増加した。また尿のpHも上昇（pH＝7.0～8.0）した[2]。
備　考	各論24「炭酸リチウム⇔サイアザイド系利尿薬」参照
参考文献	1) Kersten, L. and Braunlich, H., Acta Biol. Med., 40：837-848, 1981. 2) Thomsen, K. and Schou, M., Am. J. Physiol., 215：823-827, 1968.

26	**メトトレキサート ⇔ プロベネシド** —メトトレキサートの中毒症状の発現—
メトトレキサート	〈薬剤〉メトトレキサート（メソトレキセート[R]） 〈薬効〉抗悪性腫瘍薬。葉酸代謝拮抗薬。葉酸から活性葉酸への過程を阻害し、悪性腫瘍細胞の核酸合成を阻害することにより、抗悪性腫瘍効果を示す。
プロベネシド	〈薬剤〉プロベネシド（プロベネミド[R]、ベネシッド[R]） 〈薬効〉痛風治療薬。尿細管において尿酸の再吸収を阻害することにより、尿酸排泄を促進する。
相互作用	メトトレキサートとプロベネシドを併用するとメトトレキサートの血中濃度が上昇し、メトトレキサートの中毒症状が発現する。 ＜参　考＞メトトレキサート・ホリナート救援療法（メトトレキサート3000 mg/m^2 *）を受けている3人の成人患者にプロベネシドを併用投与したところ、脊髄液中のメトトレキサートの濃度がメトトレキサート単独投与時に比較して2.8〜4.2倍に上昇した[1]（図1）。 図1　プロベネシド併用によるメトトレキサートの脊髄液内濃度に及ぼす影響
症　　状	メトトレキサート中毒 　　主な副作用：　消化器症状（食欲不振、悪心・嘔吐、口内炎、下痢）、骨髄機能抑制（白血球・赤血球・血小板減少）、GOT・GPT上昇 　　致死的副作用：重篤な血液障害（骨髄抑制）、重篤な肝障害、重篤な腎障害
機　　序	プロベネシドがメトトレキサートの尿細管分泌を阻害し、腎排泄を低下させることにより、メトトレキサートの血中濃度が上昇する。 　　メトトレキサートとプロベネシドは、いずれも腎尿細管の有機アニオン輸送系を介して排泄されるので、これらを併用すると、この輸送系で競合がおき、メトトレキサートの尿細管分泌が低下する（図2）。 　　＜総論「2-4 腎排泄過程における相互作用」参照＞ 図2　メトトレキサートとプロベネシドの相互作用発現機序

＊メトトレキサート3000 mg/m^2 というのは非常に高用量であり、このような高用量はメトトレキサート・ホリナート救援療法時に限られる。通常のメトトレキサートの用量は1日あたり10〜60 mg/m^2 程度である。なお、mg/m^2 は患者の体表面積あたりの投与量を表す単位であり、体表面積は通常の成人で1.5〜2.0/m^2 程度である。

対　策	・なるべく併用を避ける。併用する場合は、メトトレキサートの中毒症状の発現に注意し、また、メトトレキサートの血中濃度をモニターしながら投与量を調節する[2]。 ・メトトレキサート中毒の解毒にはホリナート（ロイコボリン[R]）を投与する（備考3を参照）。
症　例	・4人の患者にメトトレキサートとプロベネシドを併用したところ、メトトレキサートを単独投与したときに比較してメトトレキサートの血中濃度が約2倍に増加した[3]。 ・12人の患者にメトトレキサートとプロベネシドを併用したところ、投与24時間後のメトトレキサートの血中濃度がプロベネシドを併用しないときの4倍まで増加した[4]。
備　考	1　メトトレキサートの尿細管分泌を阻害するその他の薬剤 　　酸性非ステロイド性消炎鎮痛薬はメトトレキサートの尿細管分泌を阻害し、メトトレキサートの毒性を増強する。またペニシリン系抗生物質も同様の相互作用が報告されている（表1）。 表1　メトトレキサートの尿細管分泌を阻害する主な薬物 | 酸性非ステロイド性消炎鎮痛薬	アスピリン、イブプロフェン、インドメタシン、ケトプロフェン、ジクロフェナク、ナプロキセン、フルルビプロフェン、フルフェナム酸、フェニルブタゾン
ペニシリン系抗生物質	アンピシリン、アモキシシリン、ピペラシリン | 2　プロベネシド併用投与によるペニシリン系抗生物質の作用増強 　　ペニシリン系抗生物質は有機アニオン輸送系を介して排泄されるため、これにプロベネシドを併用投与すると、有機アニオン輸送系における競合により、ペニシリン系抗生物質の排泄が低下し、長時間体内に貯留する。かつて、ペニシリンの作用増強の目的で、プロベネシドが積極的に併用されたことがある。 3　メトトレキサート・ホリナート救援療法について 　　メトトレキサート・ロイコボリン救援療法ともいう。還元型葉酸であるホリナートは下記に示す機序によりメトトレキサートの毒性を軽減するので、ホリナートを併用することにより非常に高用量のメトトレキサートを投与することができる。 　　【機序】メトトレキサートはジヒドロ葉酸還元酵素を阻害し、細胞内の活性葉酸を欠乏させ、結果的に核酸合成を阻害することによって細胞障害を引き起こす。ホリナートはジヒドロ葉酸還元酵素を経由せずに葉酸代謝サイクルに導入することができる葉酸誘導体である。したがってホリナートを併用するとメトトレキサートによって欠乏した活性葉酸を補充でき、メトトレキサートの毒性を軽減することができる（図3）。 図3　メトトレキサートおよびホリナートの作用機序
参考文献	1) Stephen, B. et al., Clin. Pharmacol. Ther., 26：641-646, 1979. 2) 厚生省薬務局企画課監修, 医薬品相互作用ハンドブック, 薬業時報社, 46, 1994. 3) Lilly, M. B. et al., Cancer Chemother. Pharmacol., 15：220-222, 1985. 4) Evans, W. E. et al., J. Rheumatol. Supp., 12：15-20, 1985.

27	パニペネム ⇔ ベタミプロン ―ベタミプロンがパニペネムの腎毒性を軽減―
パニペネム	〈薬剤〉カルベニン®（パニペネムとベタミプロンの合剤） 〈薬効〉カルバペネム系抗生物質。カルバペネム系抗生物質は、βラクタム系抗生物質の一つであり、図1の太線で示す基本骨格を有する。この系の薬剤は従来のβラクタム系抗生物質よりもβラクタマーゼに対する安定性およびペニシリン結合タンパクへの親和性が優れ、広範囲の抗菌スペクトルと強力な抗菌力を有する。 図1　パニペネムとベタミプロンの構造
ベタミプロン	〈薬効〉有機アニオン輸送系阻害薬
相互作用	ベタミプロンがパニペネムの腎毒性を軽減
機序	ベタミプロンが、近位尿細管の有機アニオン輸送系でパニペネムと競合し、パニペネムの近位尿細管への蓄積を抑制することにより、パニペネムの腎毒性を軽減する（図2）[1,2]。 【パニペネムの腎毒性】パニペネムは糸球体濾過と尿細管分泌（有機アニオン輸送系）によって尿中に排泄される。有機アニオン輸送系は尿細管腔側と毛細血管側で各々異なる輸送担体から構成される。この輸送系におけるパニペネムの輸送が毛細血管側よりも尿細管腔側の方が遅いため、パニペネムが尿細管上皮細胞内に蓄積し、腎毒性が引き起こされる（総論2－4腎排泄過程における相互作用参照）。 図2　ベタミプロンの作用機序

備　考	他のカルバペネム系抗生物質と腎毒性について[3] ・イミペネム・シラスタチン（チエナム^R） 　イミペネムは腎尿細管に存在するデヒドロペプチダーゼIによって分解されやすいため、イミペネム製剤のチエナム^Rには、この酵素の阻害薬であるシラスタチンが配合されている。また、シラスタチンは、腎尿細管の有機アニオン輸送系でイミペネムと競合することにより、イミペネムの尿細管への蓄積を阻害し、イミペネムの腎毒性を軽減する*。 ・メロペネム（メロペン^R） 　メロペネムは、デヒドロペプチダーゼIに対する安定性が高く、また、腎毒性も弱いため、配合剤を必要とせず単独で用いられる。
参考文献	1) 矢野ら，薬局，51：1449-1456, 2000. 2) 長沼ら，Chemotherapy, 39（S-3）：178-189, 1991. 3) Queeener, SF., et al. (eds), Beta-lactam antibiotics for clinical use, Marcel Dekker, New York and Basel, 471, 1986.

*シラスタチンによるイミペネムの腎毒性の軽減の機序は、以前、次のように考えられていた。
「イミペネムの腎毒性はイミペネムの代謝物によってもたらされ、シラスタチンはデヒドロペプチダーゼを阻害することによりイミペネムの代謝物の生成を抑制し、腎毒性を軽減する」

薬力学的相互作用

28	メトクロプラミド ⇔ スルピリド ⇔ 塩酸チアプリド ―パーキンソニズムの発現―
メトクロ プラミド (内用剤、 注射剤)	〈薬剤〉メトクロプラミド(プリンペラン[R]) 〈薬効〉悪心・嘔吐・食欲不振などの消化器機能異常の治療に用いられる。中枢(脳幹にある化学受容器引金帯)および末梢(胃、小腸)のドパミン受容体を遮断することにより制吐作用、消化管運動充進作用を示す。
スルピリ ド (内用剤、 注射剤)	〈薬剤〉スルピリド(ドグマチール[R]、アビリット[R]) 〈薬効〉少量(150 mg/日)では消化性潰瘍の治療、大量(300〜600 mg/日)では精神分裂病の治療に用いられる。強いドパミン受容体遮断作用を有する。
塩酸チア プリド (内用剤)	〈薬剤〉塩酸チアプリド(グラマリール[R]) 〈薬効〉選択的ドパミン D_2 受容体拮抗薬であり、脳動脈硬化症に伴う異常行動、情緒障害の治療、ジスキネジアの治療に用いられる。
相互作用	標記薬剤の2剤あるいは3剤の併用により、パーキンソニズム(錐体外路障害)および内分泌機能調節異常の発現の危険性が増大する[1]。
症　　状	・錐体外路障害：無動、動作の緩慢、手指振戦、筋硬直、頚・顔部の攣縮、意欲低下 ・間脳の内分泌機能調節異常：無月経、持続性乳汁漏出、女性型乳房
機　　序	メトクロプラミド、スルピリド、塩酸チアプリドは構造が類似しており、いずれも抗ドパミン作用を有する(図1)。これらが併用されると相加的に抗ドパミン作用が増強し、副作用の発現率が高まる。 図1　Benzamide系薬剤の化学構造式[2]

機　序	1) 抗ドパミン薬と錐体外路症状（図2左） 　　錐体外路系は、姿勢維持、協調運動の調節に関わる脳部位で、これらの機能はコリン作動性神経とドパミン作動性神経のバランスにより調節されている。抗ドパミン薬はドパミン受容体遮断作用によりコリン－ドパミンバランスを崩し、錐体外路障害を引き起こす。 2) 抗ドパミン薬とプロラクチン分泌（図2右） 　　下垂体のプロラクチン分泌はドパミンにより抑制的に調節されている。抗ドパミン薬はプロラクチン分泌の抑制の抑制（すなわち促進）により、持続性乳汁漏出、女性型乳房などのプロラクチン過剰症状を引き起こす。 図2　抗ドパミン薬の錐体外路系およびプロラクチン分泌におよぼす影響
対　策	・併用する場合は観察を十分に行い、手指振戦などの錐体外路障害の徴候が現れた場合は投与を中止する。 ・メトクロプラミド、スルピリド、塩酸チアプリドは、各々適応症が異なるため、これらが同様の機序で作用することを知らないまま処方されることが多いので注意が必要である。
備　考	薬剤性パーキンソニズムを引き起こす代表的薬剤 ・フェノチアジン系抗精神病薬（クロルプロマジン、フルフェナジン、ペルフェナジン等） ・ブチロフェノン系抗精神病薬（ハロペリドール、ブロムペリドール等） ・消化器機能調節薬（メトクロプラミド、ドンペリドン*、シサプリド） ・その他（塩酸チアプリド、スルピリド、レセルピン、αメチルドパ）
参考文献	1) 厚生省医薬品副作用情報 No.111, 8-10, 1991. 2) 各社インタビューフォーム

＊ドンペリドンはメトクロプラミドよりも血液－脳関門を通過しにくいため、比較的錐体外路症状を起こしにくいとされる。

29	モルヒネ ⇔ 麻薬拮抗性鎮痛薬 —モルヒネの鎮痛効果が減弱—
モルヒネ	〈薬剤〉塩酸モルヒネ（塩酸モルヒネ^R、アンペック^R）、硫酸モルヒネ製剤（MSコンチン^R、カディアン^R） 〈薬効〉麻薬性鎮痛薬。癌性疼痛などの強い痛みの鎮痛に用いられる。
麻薬拮抗性鎮痛薬（内用剤、注射剤、坐剤）	〈薬剤〉ペンタゾシン（ソセゴン^R、ペンタジン^R、ペルタゾン^R*）、塩酸ブプレノルフィン（レペタン^R） 〈薬効〉麻薬拮抗性鎮痛薬。癌性疼痛などの強い痛みの鎮痛に用いられる。
相互作用	モルヒネで疼痛管理をしている患者に、麻薬拮抗性鎮痛薬のペンタゾシンやブプレノルフィンを併用すると鎮痛効果が減弱することがある[1]。
症状	モルヒネの鎮痛効果の減弱のため、痛みが再発
機序	オピオイド受容体**には、μ、κ、δ等の受容体タイプが知られているが、このうちオピオイドの鎮痛作用と最も関連性の高い受容体はμ受容体である。モルヒネはオピオイドμ受容体に対して完全作動薬として、ブプレノルフィンおよびペンタゾシンは部分作動薬として作用する。部分作動薬は、完全作動薬に対しては拮抗薬としてふるまうので、モルヒネにブプレノルフィンあるいはペンタゾシンを併用するとモルヒネの鎮痛効果が減弱することがある（表1）。 表1　主なオピオイドのオピオイド受容体に対する作用[2] | 薬物名	オピオイドμ受容体（強い鎮痛、鎮静、耽溺性、呼吸抑制作用等に関与）	オピオイドκ受容体（弱い鎮痛、鎮静、精神症状等に関与）
---	---	---
モルヒネ	＋＋＋	＋
ブプレノルフィン	P	－－
ペンタゾシン	P	＋＋
ナロキソン	－－－	－－	 ＋は完全作動薬、－は拮抗薬、Pは部分作動薬として作用することを示す。＋および－の数は、受容体への親和性の相対的な強さを示す。
対策	・モルヒネと麻薬拮抗性鎮痛薬との併用はなるべく避ける。 ・鎮痛効果の増強をはかるときはモルヒネの用量を増やすか、非ステロイド性消炎鎮痛薬あるいは鎮痛補助薬を併用する[3]。鎮痛補助薬には、三環系抗うつ薬、抗てんかん薬、ベンゾジアゼピン系抗不安薬、副腎皮質ホルモン薬等がある（表2参照）。

*　ペルタゾン^Rは、濫用防止の目的でペンタゾシンに麻薬拮抗薬の塩酸ナロキソンが配合された製剤（錠剤）である。塩酸ナロキソンは、非経口的に投与した時は、強力なオピオイド拮抗作用を示すが、経口投与されたときは、肝の初回通過効果によりほぼ完全に代謝されるので拮抗作用が現れない。

**オピオイドとはアヘン様作用をもつ物質の総称で、外因性物質としてはモルヒネ、コデイン、ペンタゾシン、ブプレノルフィン等が含まれ、内因性物質としてはβエンドルフィン、エンケファリン、ダイノルフィン等が含まれる。オピオイド受容体はこれらの物質が作用する受容体。

備　考	1　癌性疼痛の治療と他剤併用 　　癌性疼痛における疼痛管理には、モルヒネを中心とした薬物療法が行われる。その際、よりよい鎮痛効果を得るため、あるいはモルヒネの副作用を軽減、予防するために様々な薬剤が併用される。鎮痛効果の増強には、他の機序で作用する鎮痛薬あるいは鎮痛補助薬の併用が行われる。 表2　モルヒネとの併用が有用な薬剤と好ましくない薬剤 | 併用が有用な薬物	モルヒネの鎮痛作用を増強	他の機序で作用する鎮痛薬	・非ステロイド性消炎鎮痛薬（アスピリン、ジクロフェナク等） ・三環系抗うつ薬*（アミトリプチリン、イミプラミン等）
		神経障害性疼痛の治療	・抗てんかん薬（カルバマゼピン、フェニトイン等） ・局所麻酔薬（リドカイン）
		神経圧迫性疼痛の治療	・副腎皮質ホルモン薬（プレドニゾロン、デキサメタゾン等）
		疼痛の精神的影響の緩和	・抗不安薬（ジアゼパム、エチゾラム、クロチアゼパム等） ・抗精神病薬（クロルプロマジン、ハロペリドール等） ・三環系抗うつ薬
	モルヒネの副作用の治療・予防	悪心・嘔吐	・制吐薬（メトクロプラミド、ドンペリドン等）
		便秘	・緩下薬（センノサイド、センナ、酸化マグネシウム等）
併用が好ましくない薬物	モルヒネの鎮痛作用を減弱		・麻薬拮抗性鎮痛薬（ペンタゾシン、ブプレノルフィン） | * 三環系抗うつ薬は、抗うつ作用のほか直接的な鎮痛作用も有する。 2　同様の相互作用を起こす薬物 　　オピオイドμ受容体の完全作動薬には、モルヒネ以外にも、クエン酸フェンタニル（フェンタネスト^R）、塩酸ペチジン（オピスタン^R）などがある。これらの薬剤も麻薬拮抗性鎮痛薬を併用すると効果が減弱する可能性がある。
---	---
参考文献	1) 平賀一陽編，癌疼痛治療におけるモルヒネの使い方，ミクス，156-162, 1991. 2) Edt : Joel G. Hardman, Godman & Gilman's The Pharmacological Basis of Therapeutics 9 th Edt, 524-525, MacGraw-Hill, USA, 1996. 3) 武田文和訳，癌の痛みからの解放第2版，金原出版，20-39, 1996.

30	ハロタン ⇔ カテコラミン ―心室性不整脈の発現―
ハロタン	〈薬剤〉ハロタン（フローセン^R） 〈薬効〉強力な麻酔作用を有するハロゲン化炭化水素系全身吸入麻酔薬。鎮痛作用が弱いため、しばしば亜酸化窒素と併用して用いられる。
カテコラミン	〈薬剤〉エピネフリン（ボスミン^R）、塩酸ドパミン（イノバン^R）、塩酸ドブタミン（ドブトレックス^R）、ノルエピネフリン（ノルアドレナリン^R） 〈薬効〉各々、エピネフリンは α, β_1, β_2 受容体、ノルエピネフリンは α, β_1 受容体、ドパミンおよびドブタミンは β_1, β_2 受容体に作用し、交感神経系を刺激する。
相互作用	ハロタン麻酔時にエピネフリンなどのカテコラミン製剤を投与すると、重篤な心室性不整脈が起こることがある。
症　状	心室性不整脈、心室細動
機　序	正確な機序は不明だが、ハロタンが心筋のアドレナリン感受性を増大させるためと考えられている[1]。
対　策	・ハロタン麻酔時には、エピネフリンなどのカテコラミン製剤の静脈内投与をなるべく避ける*。エピネフリンの静脈内投与が必要な場合は、ハロタンの代わりに亜酸化窒素を使用すべきである（その際、筋弛緩薬、催眠薬などの補助薬を加える）。 ・ハロタン麻酔時に気管支拡張薬を投与するときは、β_2 受容体に選択性の高い薬剤（テルブタリン、サルブタモール等）を用いる[2]。 ・カテコラミン製剤の投与後に不整脈が生じた場合は、キニジン、プロカインアミド、リドカインなどのクラスI群の抗不整脈薬（Na^+チャネル遮断薬）を投与する。なお、カテコラミン誘発性不整脈に対しては、クラスII群の抗不整脈薬（β受容体拮抗薬）は効果が低く、クラスIV群の抗不整脈薬（カルシウム拮抗薬）では無効である[3]。
症　例	・ハロタン麻酔下で口腔外科手術を行った患者29人のうち5人にエピネフリン0.8mgを、24人にエピネフリン0.4mgを皮下投与したところ、エピネフリン0.8mg投与群では40％に、0.4mg投与群では8.3％に不整脈が発現した[4]。

*2000年8月時点では、ハロタンの医薬品添付文書には『併用注意』、エピネフリンおよびノルエピネフリンの医薬品添付文書には『 併用禁忌 』の記載になっている。なお、ハロタン麻酔の際、換気を適正にし、エピネフリンを10万倍希釈またはそれ以下の濃度にし、成人で10分間に0.1mgあるいは1時間に0.3mgを超えないように投与すれば、不整脈が発現しにくいという報告がある[6]。

備　考	**1　その他の吸入麻酔薬とカテコラミンとの相互作用** 　シクロプロパン、クロロホルムなどもアドレナリン感受性を高めるので、これらの吸入麻酔薬を使用中はエピネフリンなどのカテコラミン製剤を投与するべきではない。表1に、各種吸入麻酔薬の効果およびアドレナリン感受性増大作用の比較を示す。 表1　各種吸入麻酔薬の効果およびアドレナリン感受性増大作用の比較 | 薬物名	麻酔濃度（％）	鎮痛作用	筋弛緩作用	心筋のエピネフリン感受性増大作用	血中カテコラミン濃度の変動	エピネフリンの併用	備考
---	---	---	---	---	---	---	---
シクロプロパン*	20〜25	＋	＋	＋＋	上昇	不可	
クロロホルム*	1.55〜1.65	＋＋＋	＋＋	＋＋	？	不可	肝障害、呼吸抑制強
ハロタン	0.8〜1.2	－	－	＋	？	注意	肝障害、呼吸抑制強
亜酸化窒素	〜80	＋＋	－	－	上昇	可	呼吸抑制弱
ジエチルエーテル*	3.5〜4.5	＋＋＋	＋＋＋	－	上昇	可	気道刺激強、呼吸抑制弱
エンフルラン	2〜3	＋	＋＋	±	下降	可	
イソフルラン	2.5〜3.0	＋	＋＋	±	？	可		 *：現在では麻酔薬として使われない。 ＋＋＋：非常に強、＋＋：強、＋：中程度、±：弱〜無、－：無 **2　ハロタンとキサンチン系薬剤との相互作用** 　キサンチン系薬剤を服用している患者にハロタン麻酔をすると不整脈発現の危険性が増大するので注意する。 　例：テオフィリンを手術当日朝まで使用し、その後ハロタン麻酔を行ったところ、患者の53.3％（15例中8例）に不整脈が発現した。一方、テオフィリン投与を受けていない群の不整脈発現率は4.7％（85例中4例）であった（テオフィリン投与を手術前日の夜で中止した場合は、8.2％であった）[5]。
参考文献	1）グッドマン・ギルマンの薬理書－薬物治療の基礎と臨床－第8版，廣川書店，315-362, 1992. 2）厚生省薬務局企画課監修，医薬品相互作用ハンドブック，薬業時報社，75, 117, 1994. 3）Miletich, D. J. et al., Toxicol. Appl. Pharmacol., 70, 181-187, 1983. 4）Hirshom, W. I. et al., Br. J. Oral. Surg., 2：131-136, 1964. 5）柳川進，日本小児科学会誌，99：947-953, 1995. 6）米国薬剤師会編，医薬品相互作用とその評価　第2版，薬事日報社，118-121, 1978.

31		スルホニル尿素系血糖降下薬　⇔　β受容体拮抗薬 ―血糖降下作用の増強、低血糖症状の隠蔽―
スルホニル尿素系血糖降下薬（内用剤）		〈薬剤〉アセトヘキサミド（ジメリン^R）、クロルプロパミド（ダイヤビニーズ^R、メリトスC^R）、トルブタミド（ラスチノン^R）、グリベンクラミド（オイグルコン^R、ダオニール^R）、グリクラジド（グリミクロン^R）など。 〈薬効〉膵臓のランゲルハンス島のβ細胞を刺激してインスリン分泌を促進し、血糖を降下させる。インスリン非依存型糖尿病の治療に用いられる。
β受容体拮抗薬		〈薬剤〉アテノロール（テノーミン^R）、ピンドロール（カルビスケン^R）、プロプラノロール（インデラル^R）、メトプロロール（ロプレソール^R、セロケン^R）、アセブトロール（アセタノール^R、セクトラール^R）、セリプロロール（セレクトール^R）など。 〈薬効〉β受容体を遮断し、主に心機能を抑制することにより、心拍出量、心仕事量を低下させる。高血圧症、不整脈、狭心症の治療などに用いられる。
相互作用		①血糖降下薬の血糖降下作用がβ受容体拮抗薬によって増強される。また、低血糖からの回復が遅延する（低血糖状態が持続する）。 ②β受容体拮抗薬を投与していると、低血糖症状のうち交感神経刺激症状（動悸など）が隠蔽されるので、低血糖の発見が遅れるおそれがある。
症　状		低血糖症状 ・交感神経刺激症状：　　動悸、頻脈、冷汗、振戦 ・副交感神経刺激症状：異常空腹感、悪心 ・中枢神経症状：　　　　嗜眠、頭痛、異常行動、痙攣、重篤な場合は昏睡
機　序		下記の2つの機序により低血糖症状が増強あるいは遷延する[1,2]。 　①低血糖になると副腎髄質からエピネフリンが分泌され、エピネフリンのβ$_1$作用による糖新生の促進とβ$_2$作用によるグリコーゲン分解の促進により、血糖値が回復に向けられる。しかし、β受容体拮抗薬が投与されていると、これらのエピネフリンの低血糖回復作用が遮断されるため低血糖状態が遷延する（図1）。 図1　低血糖時における生体の反応とβ受容体拮抗薬の影響 〈参考〉膵ランゲルハンス島β細胞からのインスリンの分泌はエピネフリンなどによって促進されるが、β受容体拮抗薬の投与によりインスリン分泌はほとんど低下しない。

機　序	②糖尿病の治療を受けている患者は、低血糖からの回復法として、その初期症状である動悸や発汗が現れたときには糖分を摂取するように指導されている。しかし、これらの症状はエピネフリンのβ受容体刺激作用に基づく症状であるため、β受容体拮抗薬が併用されていると、患者がそれを自覚しにくくなるため重篤化しやすくなる。
対　策	スルホニル尿素系血糖降下薬とβ受容体拮抗薬を併用する場合は、血糖値の測定を頻繁に行い、低血糖症状の発現に注意する[3]。必要であれば、血糖降下薬の投与量の調節も行う。
備　考	1　第一世代と第二世代のスルホニル尿素系血糖降下薬[4] 　　第一世代のスルホニル尿素系血糖降下薬であるトルブタミド、アセトヘキサミド、クロルプロパミドはβ受容体拮抗薬との相互作用が起きやすく、第二世代のスルホニル尿素系血糖降下薬のグリベンクラミド、グリクラジドは比較的起きにくいとされる。 2　$β_1$選択性およびISA作用を有するβ受容体拮抗薬 　　β受容体拮抗薬のうち、$β_1$選択性のもの（メトプロロール、アテノロール等）や内因性交感神経刺激作用（ISA）を有するもの（アセブトロール、セリプロロール等）は、血糖降下薬との相互作用が比較的起きにくいとされる。
参考文献	1)　グッドマン・ギルマン薬理書第8版，233, 276, 1992 2)　田原保宏，月刊薬事，38：605-612, 1996. 3)　Ed：Tatro, D.S., Drug Interaction Facts 3 rd Ed., 734, Facts and Comparisons, USA, 1992. 4)　田原保宏，治療，76：2314-2318, 1994.

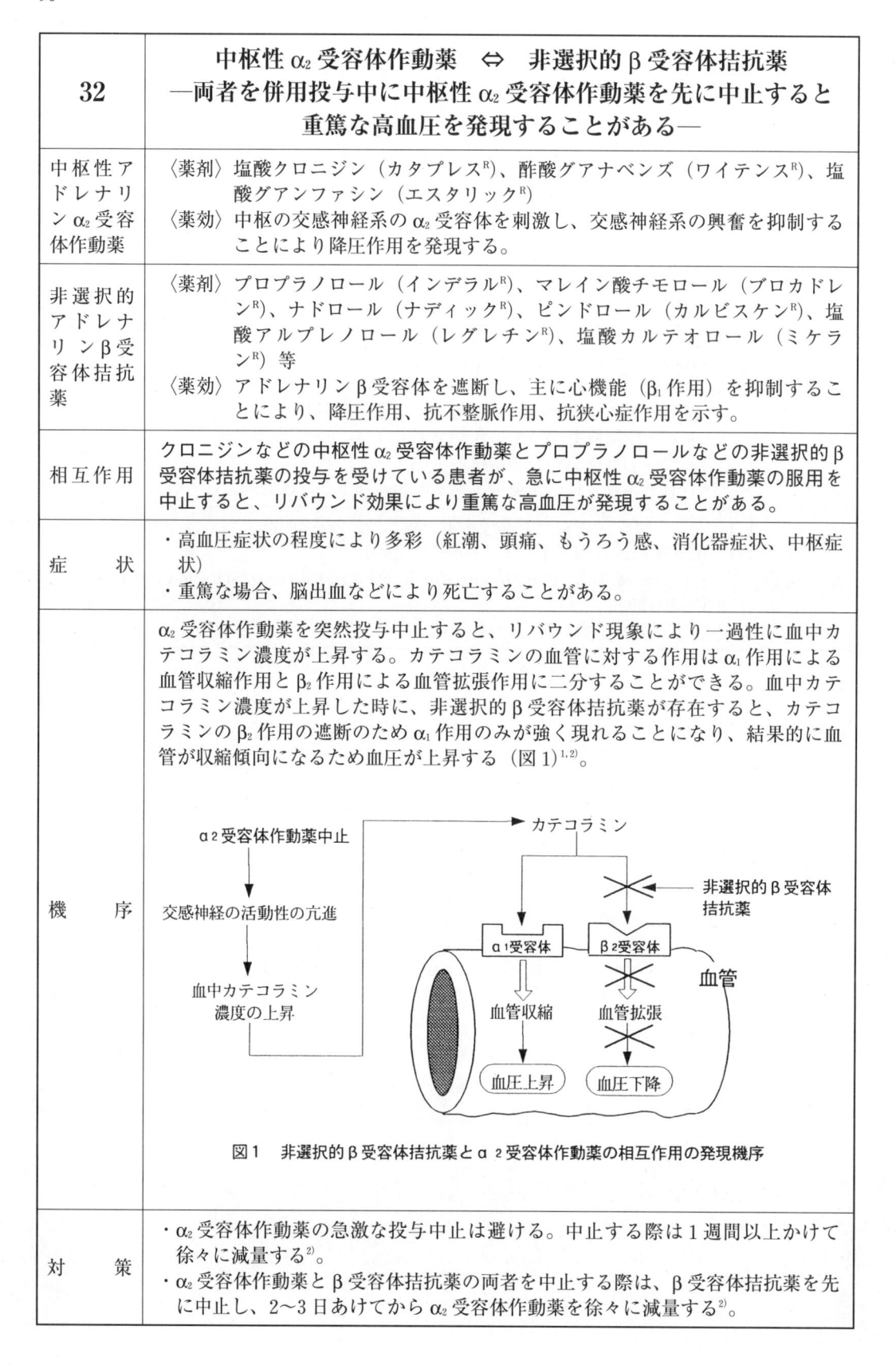

32	中枢性 α₂ 受容体作動薬　⇔　非選択的 β 受容体拮抗薬 ―両者を併用投与中に中枢性 α₂ 受容体作動薬を先に中止すると 重篤な高血圧を発現することがある―
中枢性アドレナリン α₂ 受容体作動薬	〈薬剤〉塩酸クロニジン（カタプレス[R]）、酢酸グアナベンズ（ワイテンス[R]）、塩酸グアンファシン（エスタリック[R]） 〈薬効〉中枢の交感神経系の α 受容体を刺激し、交感神経系の興奮を抑制することにより降圧作用を発現する。
非選択的アドレナリン β 受容体拮抗薬	〈薬剤〉プロプラノロール（インデラル[R]）、マレイン酸チモロール（ブロカドレン[R]）、ナドロール（ナディック[R]）、ピンドロール（カルビスケン[R]）、塩酸アルプレノロール（レグレチン[R]）、塩酸カルテオロール（ミケラン[R]）等 〈薬効〉アドレナリン β 受容体を遮断し、主に心機能（β₁ 作用）を抑制することにより、降圧作用、抗不整脈作用、抗狭心症作用を示す。
相互作用	クロニジンなどの中枢性 α₂ 受容体作動薬とプロプラノロールなどの非選択的 β 受容体拮抗薬の投与を受けている患者が、急に中枢性 α₂ 受容体作動薬の服用を中止すると、リバウンド効果により重篤な高血圧が発現することがある。
症　状	・高血圧症状の程度により多彩（紅潮、頭痛、もうろう感、消化器症状、中枢症状） ・重篤な場合、脳出血などにより死亡することがある。
機　序	α₂ 受容体作動薬を突然投与中止すると、リバウンド現象により一過性に血中カテコラミン濃度が上昇する。カテコラミンの血管に対する作用は α₁ 作用による血管収縮作用と β₂ 作用による血管拡張作用に二分することができる。血中カテコラミン濃度が上昇した時に、非選択的 β 受容体拮抗薬が存在すると、カテコラミンの β₂ 作用の遮断のため α₁ 作用のみが強く現れることになり、結果的に血管が収縮傾向になるため血圧が上昇する（図1）[1,2]。 図1　非選択的 β 受容体拮抗薬と α 2 受容体作動薬の相互作用の発現機序
対　策	・α₂ 受容体作動薬の急激な投与中止は避ける。中止する際は1週間以上かけて徐々に減量する[2]。 ・α₂ 受容体作動薬と β 受容体拮抗薬の両者を中止する際は、β 受容体拮抗薬を先に中止し、2～3日あけてから α₂ 受容体作動薬を徐々に減量する[2]。

症　例	・高血圧症でクロニジン 0.45 mg/日の投与を受けていた 60 歳女性に、チモロール 5 mg/日が追加で処方されたが、患者が誤ってクロニジンの服用を中止してしまった。2 日後、拍動性の頭痛、軽い錯乱、嗜眠が現れ、その後、症状が悪化し、嘔吐も出現した。病院へ行き、血圧を測定したところ、収縮期血圧が 300 mmHg を超えていた[4]。 ・52 歳男性患者が本態性高血圧の治療でクロニジン 0.3 mg/日とプロプラノロール 160 mg/日の投与を受けていた。その後、プロプラノロールを継続投与したままクロニジンを投与中止したところ、激しい頭痛と嘔吐があらわれ、血圧が 290/170 mmHg まで上昇した[5]。
備　考	1　選択的 β_1 受容体拮抗薬と α_2 受容体作動薬との相互作用[3] 　　選択的 β_1 受容体拮抗薬（アテノロール、メトプロロール等）は、β_2 受容体を介した血管拡張作用を阻害しないので、本相互作用が発現しにくい。 2　α, β 受容体拮抗薬と α_2 受容体拮抗薬との相互作用[3] 　　α, β 受容体拮抗薬（ラベタロール等）は、β 受容体のほか α 受容体も遮断するので、本相互作用が発現しにくい。
参考文献	1) Harris, A. L., Lancet, 596, 1976. 2) 厚生省薬務局企画課監修, 医薬品相互作用ハンドブック, 薬業時報社, 58, 1994. 3) Hansten and Horn's Drug Interactions Analysis and Management, Applied Therapeutics, USA, 178-179, 1997. 4) Bailey, R. R. and Neale, T. J., Br. Med. J., 17：942-943, 1976. 5) Cairns, S. A. and Marshall, A. J., Lancet, 368, 1976.

33	ニューキノロン系抗菌薬　⇔　酸性非ステロイド性消炎鎮痛薬 ―中枢性痙攣の発現―
ニューキノロン系抗菌薬 （内用剤、注射剤）	〈薬剤〉エノキサシン（フルマーク^R）、ノルフロキサシン（バクシダール^R）、ロメフロキサシン（ロメバクト^R、バレオン^R）、シプロフロキサシン（シプロキサン^R） 〈薬効〉作用は殺菌的で、グラム陰性桿菌、陽性球菌のほか広い抗菌スペクトルを有し、抗菌力も強い。各種感染症に繁用される。
酸性非ステロイド性消炎鎮痛薬 （内用剤、注射剤）	〈薬剤〉フェンブフェン（ナパノール^R）、フルルビプロフェンアキセチル（リップフェン^R、ロピオン^R）、ケトプロフェン（オルヂス^R） 〈薬効〉プロスタグランジンの生合成を阻害することにより、鎮痛、解熱、消炎作用を発現する。各種炎症性疼痛の鎮痛や、解熱に用いられる。
相互作用	併用により、中枢性痙攣を誘発することがある。
症　状	・中枢性痙攣 ・その他の中枢興奮症状（ふらつき、不眠、興奮）
| 機　序 | ニューキノロン系抗菌薬（NQ薬）は元来中枢神経興奮作用があり、単独でもまれに痙攣を引き起こすことがある。この痙攣誘発作用は、NQ薬が抑制性神経伝達物質の一つであるγ-アミノ酪酸（GABA）のGABA$_A$受容体への結合を阻害することにより発現する。非ステロイド性消炎鎮痛薬（NSAID）はNQ薬のGABA$_A$受容体への結合阻害作用を増強し、NQ薬の痙攣誘発作用を増強する（NSAID自身は痙攣誘発作用をもたない）（図1）[1]。<br><br>```
        GABA
         ↓
        結合 ←―― GABAのGABA_A受容体への ←―― ニューキノロン系抗菌薬
         ↓         結合を阻害
     GABA_A受容体       ↑
         ↓           増強
         ↓      酸性非ステロイド性消炎鎮痛薬
    神経を抑制的に調節
```<br>図1　ニューキノロン系抗菌薬と酸性非ステロイド性消炎鎮痛薬の併用による痙攣誘発の発現機序 |
| 対　策 | ニューキノロン系抗菌薬を他の系の抗生物質や抗菌薬に変更する。 |
| 症　例 | ・エノキサシン600 mg/日、フェンブフェン1200 mg/日、塩酸セトラキサートを処方された患者が、服用開始から4日目に痙攣が30分間隔で3回出現した。さらに服用を継続したところ6日目にも痙攣が発現した。再診時に脳波検査を行ったところ、てんかん脳波が見られた。投与中止により症状は快復した[2]。
・シプロフロキサシン400 mg、ケトプロフェン100 mg、メキタジン、塩化リゾチームを服用した患者が、その6時間後に眼球上転、強直性痙攣が現れ、その後意識を喪失した。翌日には意識は正常となり回復した[2]。 |
```

備考	1 各種ニューキノロン系抗菌薬の痙攣誘発作用の比較[3]
	臨床報告および動物実験の結果から、ニューキノロン系抗菌薬の中でもエノキサシンが最も痙攣をおこす危険性が高いことが示唆されている。その他、ロメフロキサシン、ノルフロキサシン、シプロフロキサシンも痙攣誘発の危険性が高い（表1）。

表1 ビフェニル酢酸*(100mg/kg)を併用したときの各種ニューキノロン系抗菌薬の間代性痙攣誘発作用の比較（マウス）

薬物名	痙攣発現のED$_{50}$ (mg/kg 経口)
エノキサシン	33
ロメフロキサシン	45
ノルフロキサシン	183
シプロフロキサシン	350
オフロキサシン	1,416
トスフロキサシン	>1,500
スパルフロキサシン	>2,000

＊フルルビプロフェンの活性代謝物

2 各種消炎鎮痛薬のニューキノロン系抗菌薬との相互作用誘発性の比較

　本相互作用は、消炎鎮痛薬としてはフェンブフェンの報告例が最も多い。その他、フルルビプロフェンアキセチル、ケトプロフェンでも相互作用が報告されている。動物実験の結果から、アリルプロピオン酸系薬剤が本相互作用を引き起こしやすいことが示唆されている（表2）。

表2 主なアリルアルカン酸系の非ステロイド性消炎鎮痛薬

分類	薬物名
アリル酢酸系	アンフェナクナトリウム、ジクロフェナクナトリウム
インドール酢酸系 （アリル酢酸系に分類されることもある）	インドメタシン、インドメタシンファルネシル、スリンダク、マレイン酸プログルメタシン
アリルプロピオン酸系 （プロピオン酸系ともいう）	イブプロフェン、**ケトプロフェン**、ナプロキセン、**フェンブフェン**、プラノプロフェン、**フルルビプロフェン**、ロキソプロフェンナトリウム

太字はニューキノロン系抗菌薬との併用で相互作用が報告されているもの

3 併用禁忌の組合せ

　医薬品添付文書における 併用禁忌 の組合せを表3に示す（その他の組み合わせは「併用注意」となっている）。

表3 医薬品添付文書における併用禁忌の組合せ

ニューキノロン系抗菌薬	非ステロイド性消炎鎮痛薬
エノキサシン	フェンブフェン、フルルビプロフェンアキセチル
ロメフロキサシン	フェンブフェン、フルルビプロフェンアキセチル
ノルフロキサシン	フェンブフェン、フルルビプロフェンアキセチル
シプロフロキサシン	ケトプロフェン

参考文献	1) 嶋田甚五郎ら，感染症，19：102-107, 1989. 2) 厚生省薬務局安全課，医薬品副作用情報，No 81, 98, 110, 120. 3) 澤田康文ら，薬局，43：1011-1023, 1992.

34	ヘパリン ⇔ アスピリン ―出血傾向の増強―
ヘパリン （注射剤）	〈薬剤〉ヘパリンナトリウム（ヘパリン^R、ノボヘパリン^{R}など） 〈薬効〉アンチトロンビンⅢの存在下で、血液凝固機構の各種凝固因子に作用して血液凝固を阻止する。
アスピリン（内用剤）	〈薬剤〉アスピリン（アスピリン^R、ミニマックス^R） 〈薬効〉非ステロイド性解熱鎮痛消炎薬。各種疼痛の緩和、解熱に用いられる。また、血小板凝集阻害作用を有し、各種血栓症の予防にも用いられる。
相互作用	ヘパリンとアスピリンの併用により、止血時間の遅延、出血傾向の増強、出血の危険性の増大が引き起こされる。 ＜参考＞健常者4人にヘパリン（100単位/kg）を投与して、ヘパリン投与の前後における出血時間の変化をアスピリン前処理群（ヘパリン投与の2時間前に650 mg）と無処理群で比較した。その結果アスピリン前処理群では、4例中2例に著しい出血時間の延長がみられた（図1）[1]。 図1　ヘパリンの出血時間延長作用に対するアスピリン併用の影響
症　状	出血傾向（臓器内、粘膜、皮下）

機　序	ヘパリンの血液凝固阻止作用と、アスピリンの血小板凝集阻害作用により、相乗的に出血傾向が増強される（図2）。 ＜ヘパリンの作用機序＞ヘパリンは、アンチトロンビンIIIを活性化し、活性化したアンチトロンビンIIIがトロンビン、Xa、IXa、XIa、XIIa等の凝固因子を阻害し、フィブリン形成を阻害する。 ＜アスピリンの作用機序＞アスピリンは血小板のシクロオキシゲナーゼを阻害し、トロンボキサンの生成を抑制することにより抗血小板作用を示す[2),3)]。 図2　ヘパリンの抗凝血作用とアスピリンの血小板凝集抑制作用
対　策	なるべく併用しないこと。やむを得ず併用するときは、血液凝固能検査など出血管理を十分に行いながら使用する。
症　例	・ヘパリン投与中の患者2,656人を対象に、アスピリン併用とアスピリン非併用下での出血の危険性を調査したところ、アスピリン併用時の方が2.4倍危険性が高かったという報告がある[4)]。 ・ヘパリン（5,000単位、12時間毎、皮下投与）とアスピリン（1日1200 mg）が投与されていた患者12人のうち8人に重篤な出血がみられた[5)]。
参考文献	1) Heiden, D. et al., JAMA, 246：330-331, 1981. 2) 水柿道直編，服薬指導トレーニング，廣川書店，56, 97, 1995. 3) 医科生理学展望第14版，丸善，508-512, 1990. 4) Walker, A. M. and Hershel, J., JAMA, 244：1209-1212, 1980. 5) Yett, H. S. et al., New Engl. J. Med., 298：1092, 1978.

35	ジギタリス製剤　⇔　ループ利尿薬、サイアザイド系利尿薬 ―ジギタリス中毒の発現―
ジギタリス製剤	〈薬剤〉ジギトキシン（ジギトキシン[R]）、ジゴキシン（ジゴキシン[R]、ジゴシン[R]）、メチルジゴキシン（ラニラピッド[R]）、デスラノシド（ジギラノゲンC[R]など）、ラナトシドC（ジギラノゲンC[R]）、プロスシラリジン（タルーシン[R]など） 〈薬効〉強心配糖体。陽性変力、陰性変伝導、陰性変時作用を有し、おもにうっ血性心不全の治療に用いられる。発作性上室性頻拍の治療に用いられることもある。
ループ利尿薬	〈薬剤〉フロセミド（ラシックス[R]）、エタクリン酸（エデクリル[R]）、ブメタニド（ルネトロン[R]）、ピレタニド（アレリックス[R]）、アゾセミド（ダイアート[R]） 〈薬効〉降圧利尿薬。腎のヘンレ係蹄上行脚においてNa^+、Cl^-の再吸収を抑制することにより利尿作用を示す。おもに高血圧症や各種浮腫の治療に用いられる。
サイアザイド系利尿薬	〈薬剤〉ヒドロクロロチアジド（エシドレックス[R]、ダイクロトライド[R]）、ヒドロフルメチアジド（ロンチル[R]）、トリクロルメチアジド（フルイトラン[R]、トラメトール[R]）、シクロペンチアジド（ナビドレックス[R]）、ベンチルヒドロクロロチアジド（ベハイド[R]）、メフルシド（バイカロン[R]） 〈薬効〉降圧利尿薬。腎の遠位尿細管において、Na^+、Cl^-の再吸収を抑制することにより利尿作用を示す。おもに高血圧症や各種浮腫の治療に用いられる。
相互作用	ジギタリス投与中の患者に、ループ利尿薬やサイアザイド系利尿薬を併用投与すると、ジギタリスの心臓への作用が増強され、ジギタリス中毒が発現しやすくなる。
症　状	ジギタリス中毒症状 　消化器：食欲不振、悪心・嘔吐、下痢 　循環器：不整脈、頻脈、高度の徐脈 　眼：　　視覚異常（黄視、緑視、複視、光がないのにちらちら見える） 　精神神経系：めまい、頭痛、見当識障害、錯乱
機　序	ジギタリスは、Na^+/K^+-ATPaseを阻害することによりNa^+とK^+の交換輸送を抑制し、二次的に心筋細胞内のCa^{2+}濃度を上昇させ、心筋収縮力を増強する。ループ利尿薬やサイアザイド系利尿薬は、腎尿細管からのK^+再吸収を抑制し、血清K^+値を低下させる。血清K^+値が低下すると、心筋周囲のK^+濃度の低下により、Na^+/K^+の交換輸送、続くNa^+/Ca^{2+}の交換輸送が低下し、心筋細胞内からのCa^{2+}のくみ出し効率が低下する。 　したがって、これらを併用すると、相乗的に心筋細胞内にCa^{2+}が蓄積し、ジギタリスの作用が増強し、中毒症状が発現する[1]。 図1　ジギタリス製剤とループ利尿薬、サイアザイド系利尿薬の作用点

対　策	・ジギタリス製剤を服用中の患者に、ループ利尿薬やサイアザイド系利尿薬を併用投与する場合は、ジギタリス製剤の血中濃度及び血清カリウム値、血清マグネシウム値を注意深くモニタリングし、必要に応じてジギタリス製剤の減量、カリウム剤の補充療法などを行う。また、サイアザイド系利尿薬およびループ利尿薬による低カリウム血症の予防には、カリウム保持性利尿薬（抗アルドステロン薬：スピロノラクトンなど）の併用も有用である。 ・ジギタリス製剤を投与中の患者には、あらかじめジギタリス中毒の初期症状を伝え、症状が現れた場合は速やかに主治医に申し出るように指導しておく。
症　例	・ジギタリス製剤を服用中の患者 679 人を対象に副作用発現率を調査したところ、17.7% に何らかの心毒性がみられ、そのうちの 81% はフロセミド、エタクリン酸などの利尿薬が併用投与されていた[2]。
備　考	1　ジギタリス製剤の血中濃度モニタリングについて 　ジギタリス製剤は血中濃度の有効域が狭く、また中毒症状が重篤なものが多いため、薬物治療モニタリング（TDM）が推奨されている（表1）。また、利尿薬を併用した場合は、中毒域よりも低い濃度で中毒症状が発現することがあるので注意が必要である。 表1　ジギタリス製剤の有効血中濃度と中毒域（目安） |　　　　|有効血中濃度|中毒域| |---|---|---| |ジゴキシン|0.8〜2.0 ng/mL|2.0 ng/mL 以上| |ジギトキシン|10〜20 ng/mL|25 ng/mL 以上| 2　血清カリウム値を変化させる薬物 　血清カリウム値を変化させる薬物を表2にまとめた。なお、血清カリウム値の正常値は約 3.5〜4.8 mEq/L であり、それ以下の状態を低カリウム血症、それ以上の状態を高カリウム血症という。 表2　高カリウム血症、低カリウム血症を引き起こすおもな薬物[3] |低カリウム血症を引き起こす薬物|高カリウム血症を引き起こす薬物| |---|---| |アセタゾラミド、ループ利尿薬、サイアザイド系利尿薬、グリチルリチン、副腎皮質ステロイドなど|スピロノラクトン、トリアムテレン、カリウム剤など|
参考文献	1) 仲川義人, 医薬品相互作用, 医薬ジャーナル社, 183, 1994. 2) Jorgensen, A.W. et al., Acta. Med. Scand., 188 : 179-183, 1970. 3) 飯野靖彦, 臨床と薬物治療, 15 : 722-724, 1996.

36	スルホニル尿素系血糖降下薬　⇔　α-グルコシダーゼ阻害薬 ―低血糖症状の発現―	
スルホニル尿素系血糖降下薬	〈薬剤〉アセトヘキサミド（ジメリン^R）、グリベンクラミド（ダオニール^R、オイグルコン^R）、クロルプロパミド（メリトスC^R）、トルブタミド（ラスチノン^R）、グリクラジド（グリミクロン^R） 〈薬効〉膵臓のランゲルハンス島β細胞からのインスリンの遊離を促し、血糖を降下させる。インスリン非依存型糖尿病の治療に用いられる。	
α-グルコシダーゼ阻害薬	〈薬剤〉アカルボース（グルコバイ^R）、ボグリボース（ベイスン^R） 〈薬効〉腸壁に存在するα-グルコシダーゼを阻害することにより、糖の吸収を遅延させ、食後の急激な血糖値の上昇を抑制する。糖尿病の食後過血糖の改善に用いられる。	
相互作用	スルホニル尿素系血糖降下薬とα-グルコシダーゼ阻害薬を併用すると、過度の血糖降下作用により低血糖症状が発現することがある。 1種類の血糖降下薬ではコントロールが不十分な糖尿病患者に対して、スルホニル尿素系血糖降下薬とα-グルコシダーゼ阻害薬の併用療法が意図的に行われることがある。その際は、患者に低血糖時の処置を十分に説明しておく必要がある（後述）。 〈参考〉インスリン非依存型糖尿病（NIDDM）自然発症ラット（GKラット）を用い、ショ糖負荷試験を行ったところ、グリクラジドとボグリボースを併用すると、各々単独で用いた場合よりも、著明にショ糖負荷後の血糖上昇が抑制された（図1）[1]。 図1 NIDDMラットにおける食後過血糖に対するボグリボースとグリクラジドの併用による血糖降下作用の増強	
症　状	低血糖症状（動悸、発汗、脱力感、高度の空腹感、振戦、頭痛、集中力低下、意識障害など）	

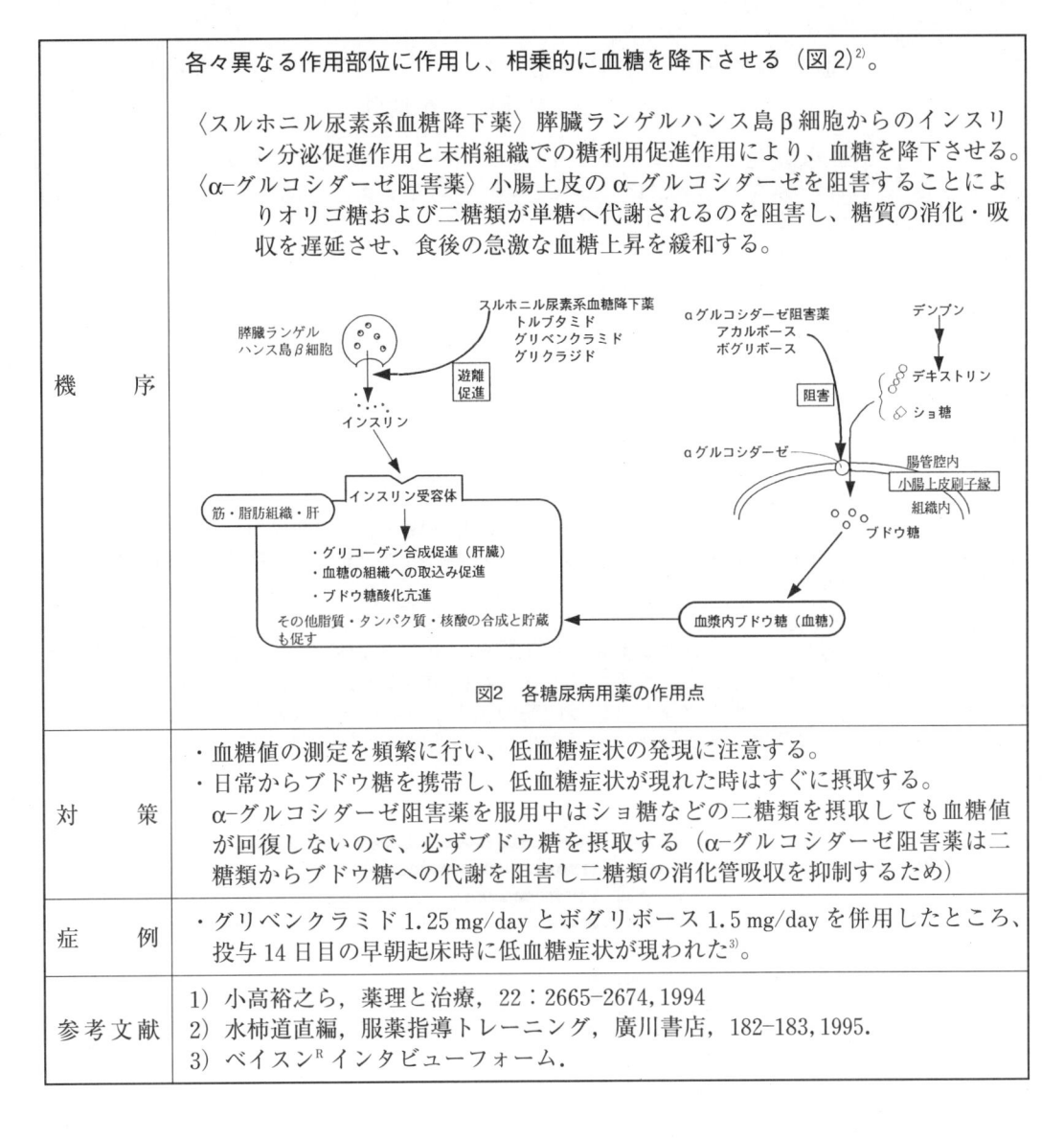

機　序	各々異なる作用部位に作用し、相乗的に血糖を降下させる（図2)[2]。 〈スルホニル尿素系血糖降下薬〉膵臓ランゲルハンス島β細胞からのインスリン分泌促進作用と末梢組織での糖利用促進作用により、血糖を降下させる。 〈α-グルコシダーゼ阻害薬〉小腸上皮のα-グルコシダーゼを阻害することによりオリゴ糖および二糖類が単糖へ代謝されるのを阻害し、糖質の消化・吸収を遅延させ、食後の急激な血糖上昇を緩和する。 図2　各糖尿病用薬の作用点
対　策	・血糖値の測定を頻繁に行い、低血糖症状の発現に注意する。 ・日常からブドウ糖を携帯し、低血糖症状が現れた時はすぐに摂取する。 　α-グルコシダーゼ阻害薬を服用中はショ糖などの二糖類を摂取しても血糖値が回復しないので、必ずブドウ糖を摂取する（α-グルコシダーゼ阻害薬は二糖類からブドウ糖への代謝を阻害し二糖類の消化管吸収を抑制するため）
症　例	・グリベンクラミド 1.25 mg/day とボグリボース 1.5 mg/day を併用したところ、投与 14 日目の早朝起床時に低血糖症状が現われた[3]。
参考文献	1) 小高裕之ら，薬理と治療，22：2665-2674, 1994 2) 水柿道直編，服薬指導トレーニング，廣川書店，182-183, 1995. 3) ベイスン[R] インタビューフォーム.

37	非脱分極型末梢性筋弛緩薬　⇔　アミノグリコシド系抗生物質 —筋弛緩作用が増強—
非脱分極型末梢性筋弛緩薬	〈薬剤〉塩化d-ツボクラリン（アメリゾール[R]）、臭化パンクロニウム（ミオブロック[R]）、臭化ベクロニウム（マスキュラックス[R]）、塩化アルクロニウム[*] 〈薬効〉神経-筋接合部のシナプス後膜のアセチルコリン受容体を競合的に遮断し筋弛緩作用を発現する。麻酔時や気管内挿管時の筋弛緩に用いられる。
アミノグリコシド系抗生物質（注射剤）	〈薬剤〉硫酸ストレプトマイシン、硫酸カナマイシン、硫酸ベカナマイシン（カネンドマイシン[R]）、硫酸ジベカシン（パニマイシン[R]）、トブラマイシン（トブラシン[R]）など 〈薬効〉細菌のリボソーム30sユニットに作用してタンパク合成を阻害する。抗菌スペクトルはグラム陰性菌・陽性菌、結核菌など広範囲に及び、抗菌力も強い。腎、聴覚毒性などの副作用がある。
相互作用	アミノグリコシド系抗生物質の併用により非脱分極型末梢性筋弛緩薬の筋弛緩作用が増強し、術後遷延性呼吸抑制や外科手術後に突発的な呼吸困難が発現することがある。 〈参考〉アミノグリコシド系抗生物質を常用量で投与した場合、ネオマイシン、ストレプトマイシン、カナマイシンは特に強い筋弛緩作用がみられる。トブラマイシン、アミカシンなどは比較的筋弛緩作用が弱いとされる。図1に、ウサギを用いて各種アミノグリコシド系抗生物質の筋弛緩作用の強さを検討した結果を示した[1]。 アミノグリコシド系抗生物質の常用量を静脈内注射したときの筋弛緩作用がd-ツボクラリンの何mgに相当するかを示す。 図1　各種アミノグリコシド系抗生物質の筋弛緩作用の強さの比較（ウサギ）
症　状	筋脱力、呼吸困難

[*]1996年に発売中止

機　序	非脱分極型末梢性筋弛緩薬とアミノグリコシド系抗生物質は、各々、神経-筋接合部の異なる部位に作用することにより、相乗的に筋弛緩作用を増強する（図2）[2,3]。 〈非脱分極型末梢性筋弛緩薬〉 シナプス後膜のアセチルコリン受容体を競合的に遮断することにより神経-筋伝達を遮断し、骨格筋を弛緩する。 〈アミノグリコシド系抗生物質〉 シナプス前膜で Ca^{2+} と競合することにより前膜からのアセチルコリン遊離を抑制する。また後膜の膜安定化作用も有する。	図2　非脱分極型末梢性筋弛緩薬とアミノグリコシド系抗生物質の神経－筋接合部における作用部位
対　策	・併用する場合は筋弛緩薬を減量するなど、適切な処置を行う。 ・過度の呼吸抑制がみられた場合、その回復にはカルシウム製剤やコリンエステラーゼ阻害薬が有効である。必要であれば人工呼吸を行う[4]。
症　例	・上部消化管出血および腹部感染症の患者にゲンタマイシン60 mgを8時間ごとに筋注投与していたが、症状が改善されず腹部の外科手術を行った。麻酔には亜酸化窒素、d-ツボクラリン（総投与量33 mg）、アトロピン、ネオスチグミンを用いた。手術の2時間後は換気、動脈血酸素分圧は正常であったが、48時間後に呼吸困難、血圧低下が現れた[5]。
備　考	1　アミノグリコシド系抗生物質の投与経路と相互作用 　　アミノグリコシド系抗生物質は消化管から吸収されないので、経口投与した場合では本相互作用は発現しない。なお、経口用アミノグリコシド系抗生物質は、細菌性赤痢や腸炎等の消化管内感染症の治療に用いられる。 2　神経-筋遮断作用を有するその他の抗生物質 　　・ポリペプチド系抗生物質（硫酸ポリミキシンB、コリスチン） 　　・テトラサイクリン系抗生物質（オキシテトラサイクリン） 　　・リンコマイシン系抗生物質（リンコマイシン、クリンダマイシン）
参考文献	1) 橋本保彦, 東北医誌, 100：227-229, 1987. 2) Sokoll, M.D. and Gergis, S.D., Anesthesiology, 55：148-159, 1981. 3) Goodman and Gilman's The Pharmacological Basis of Therapeutics 9 th Ed., McGraw-Hill, 187-188, 1995. 4) 厚生省薬務局企画課監修, 医薬品相互作用ハンドブック, 薬業時報社, 43, 1994. 5) Warnaer, W.A. and Sanders, E. S., JAMA, 215：1153-1154, 1971.

38	中枢抑制薬（バルビツール酸系薬剤、ベンゾジアゼピン系薬剤） ⇔ アルコール ―相互に中枢抑制作用を増強―
バルビツール酸系薬剤	〈薬剤〉ペントバルビタールカルシウム（ラボナ^R）、アモバルビタール（イソミタール^R）、フェノバルビタール（フェノバール^R等）、チオペンタールナトリウム（ラボナール^R） 〈薬効〉催眠薬、麻酔薬、抗けいれん薬として用いられる。
ベンゾジアゼピン系薬剤	〈薬剤〉トリアゾラム（ハルシオン^R）、ブロチゾラム（レンドルミン^R）、フルニトラゼパム（ロヒプノール^R、サイレース^R）、ニトラゼパム（ベンザリン^R）クロルジアゼポキシド（コントール^R、バランス^R）、ジアゼパム（セルシン^R、ホリゾン^R）、クロキサゾラム（セパゾン^R）等 〈薬効〉睡眠導入薬、抗不安薬、抗てんかん薬、筋弛緩薬として用いられる。
アルコール（飲酒）	〈効果〉中枢神経抑制作用を有する。発揚期が長いため鎮静作用が現れる前に、見かけ上の興奮状態が現れる[1]。
相互作用	飲酒時に、バルビツール酸系薬剤あるいはベンゾジアゼピン系薬剤を服用すると中枢神経抑制作用が相乗的に増強され、精神機能低下や運動失調が現れる。
症状	精神機能低下（見当識低下、もうろう状態、健忘症状）、運動失調（ふらつき、協調運動障害）、眩暈、不快感、耳鳴、頭痛、呼吸抑制。重症例では、意識昏迷、呼吸麻痺、死亡。 乱用すると恍惚感、興奮等も発現する。
機序	各々、神経の異なる部位に作用して神経系を相乗的に抑制する（図1）[2,3]。 図1　エタノール、バルビツール酸系薬剤、ベンゾジアゼピン系薬剤の作用部位 <エタノールの作用機序> 　エタノールが神経細胞膜の脂質二重層膜に溶け込み、神経細胞膜に存在するイオンチャンネルなどの機能に影響を与え神経の興奮性を抑制する。 <ベンゾジアゼピン系薬剤の作用機序> 　GABA受容体はベンゾジアゼピン受容体などと複合体を形成しCl⁻チャンネルを形づくっている。GABAは脳内の主要な抑制性神経伝達物質で、GABAがGABA_A受容体に結合するとCl⁻チャンネルを開口し、神経の興奮性が抑制される。ベンゾジアゼピン系薬剤はベンゾジアゼピン受容体に結合し、GABAの作用を増強（Cl⁻チャンネル開口頻度を増加）することにより中枢神経系を抑制する。 <バルビツール酸系薬剤の作用機序> 　バルビツール酸系薬剤は、複合体のバルビツール酸系薬剤の結合部位に作用し、Cl⁻チャンネルの開口時間を延長することにより中枢神経系を抑制する。

対　　策	催眠薬、抗不安薬などの中枢神経抑制薬を投与されているときには、飲酒を避ける[2]。 (催眠薬以外でも、三環系抗うつ薬、抗ヒスタミン薬などのように中枢神経抑制作用を有する薬物を服用している場合も、飲酒を避けることが望ましい。備考参照。)
症　　例	・76歳男性（高度の循環不全あり）がトリアゾラム1錠と清酒1合をいっしょに飲んだところ泥酔し、翌朝もうろう状態で発見された。その後、電解質の輸液により徐々に回復した[4]。 ・30歳男性。バルビタール（30 mg/日）服用中に清酒約2合を飲用したところ、心悸亢進、胸内苦悶、血圧の低下が起きた。点滴による電解質・水分の補給により3時間程で症状が好転した[4]。
備　　考	中枢神経抑制作用を有する主な薬物[3] ・オピオイド鎮痛薬（モルヒネ、コデイン、ペンタゾシン、ブプレノルフィン等） ・三環系抗うつ薬（イミプラミン、アミトリプチリン、クロミプラミン等） ・抗ヒスタミン薬（クロルフェニラミン、クレマスチン、シプロヘプタジン等） ・フェノチアジン系薬剤（クロルプロマジン、レボメプロマジン、ペルフェナジン等） ・ブチロフェノン系薬剤（ハロペリドール、ブロムペリドール等）
参考文献	1) Hansten, P.D. and Horn, J. R., Drug Interactions and Updates, Applied Therapeutic, USA, 526-528, 1993. 2) Ed：Tatro, D.S., Drug Interaction Facts 3 rd Ed., Facts and Comparisons, USA, 369-370, 1992. 3) グッドマン・ギルマン薬理書　第8版，廣川書店，332, 418-425, 438-449, 706-707, 1992. 4) 厚生省治療共同（飲食物・嗜好品と医薬品の相互作用（10））研究班，月刊薬事，32：518-526, 1990.

39	インスリン ⇔ アルコール飲料（酒類） ―低血糖症状の発現および遷延―
インスリン製剤	インスリンは、血糖降下作用を有する分子量約 5,800 のポリペプチドホルモンで、生理的には膵臓のランゲルハンス島 β 細胞から分泌される。インスリン製剤は、インスリン依存型糖尿病の治療に用いられ、製剤には、速効型、中間型、遅効型、あるいは速効型と遅効型を混合した二相型などがある。
アルコール飲料	一過性の発揚期の後、中枢神経系を抑制する。
相互作用	アルコール大量摂取時にインスリンを投与すると、相互に血糖降下作用が増強され、低血糖症状（脱力感、心悸亢進、精神障害、意識障害等）が発現することがある。また、これらの低血糖症状が遷延することがある。
症　状	血糖値（空腹時）の正常値は 70～100 mg/dL である。低血糖の症状は、血糖値に相関し、軽症（60 mg/dL 程度）の場合は空腹感、あくびなどがみられ、重症（20 mg/dL 以下）になると痙攣や昏睡に至ることがある（図1）[1]。 血糖値 (mg/dL) 70 60　副交感神経期　　　空腹感、悪心、あくび 50　大脳機能減退期　　無気力、だるさ、あくび、会話の停滞、計算力減退 40　交感神経期　　　　意識消失、異常行動 30　低血糖昏睡前期　　血圧上昇、発汗、頻脈、上腹部痛、ふるえ、顔面蒼白、紅潮 20　低血糖昏睡期　　　けいれん、深い昏睡 10 図1　低血糖時の主な症状[2]
機　序	各々異なる作用機序により、相乗的に血糖降下作用が増強される[3]。 ＜インスリンの血糖降下のメカニズム＞ 　インスリンは筋肉組織におけるグルコースの取込みおよびグルコースの代謝を促進し、また、肝におけるグリコーゲン合成や脂肪組織における脂質同化なども促進し、血糖値を下降させる。 ＜アルコールの血糖降下のメカニズム＞ 　エタノールは糖新生を阻害することにより、血糖値の上昇を抑制する*。エタノールはアルコールデヒドロゲナーゼによって代謝されるときに NAD^+ を必要とするので、大量のエタノールを摂取すると NAD^+ が減少する。NAD^+ が減少すると、ピルビン酸・乳酸平衡が乳酸側に傾き、糖新生に必要なピルビン酸が減少し、糖新生が低下する（図2）。 エタノール → アルコールデヒドロゲナーゼ（NAD^+ → $NADH + H^+$）→ アセトアルデヒド → アルデヒドデヒドロゲナーゼ（NAD^+ → $NADH + H^+$）→ 酢酸 NAD^+ ⇄ 乳酸 ⇄ ピルビン酸 ← アラニン $NADH + H^+$　　　ピルビン酸 → オキザロ酢酸 →→→ グルコース（糖新生系） 図2　エタノールの糖新生抑制作用のメカニズム

*低血糖になると、通常は主にグリコーゲン分解によって血糖が回復に向かうが、グリコーゲンの貯蔵量が少ない場合は糖新生によるグルコース生成が血糖回復に重要になる。

対　　策	インスリン投与中の患者はアルコールの大量摂取を避ける。 ＜低血糖時の処置＞ 　　軽症：ビスケットやペットシュガーを摂取。 　　重症：ブドウ糖を静脈内投与
備　　考	スルホニル尿素系血糖降下薬とアルコールとの相互作用 ・スルホニル尿素系血糖降下薬を服用中にアルコールを大量に摂取すると、低血糖を起こすことがある。 ・また、スルホニル尿素系血糖降下薬（特にクロルプロパミド）は、ジスルフィラム様作用があるので、併用によりアルコール・ジスルフィラム反応（ほてり、頭痛、嘔吐、めまい、二日酔い症状）があらわれることがある。
参考文献	1) Ed：Tatro, D.S., Drug Interaction Facts 3 rd Ed., Facts and Comparisons, USA, 470, 1992. 2) 厚生省薬務局企画課監修，医薬品相互作用ハンドブック，122, 1992. 3) 松田重三編，この薬の多剤併用副作用，医歯薬出版，6-11, 1995.

40	カリウム保持性利尿薬　⇔　カリウム剤 ―高カリウム血症が発現―
カリウム保持性利尿薬	〈薬剤〉スピロノラクトン（アルダクトンA^R）、カンレノ酸カリウム（ソルダクトン^R）、トリアムテレン（トリテレン^R） 〈薬効〉腎の遠位尿細管と集合管の一部に作用し、主にナトリウムの再吸収を抑制することにより利尿作用を発現する。また、同時にカリウムの排泄を抑制する作用がある。高血圧症、浮腫などの治療に用いられる。
カリウム剤	〈薬剤〉塩化カリウム（塩化カリウム、スローケー^R）、L-アスパラギン酸カリウム（アスパラK^R） 〈薬効〉低カリウム血症に対するカリウムの補給。
相互作用	併用により高カリウム血症が引き起こされ、不整脈、心停止などが現れることがある。
症　　状	高カリウム血症の症状（表1） 　　　　軽度・・・心電図上の異常 　　　　重篤・・・神経・筋の障害、四肢の脱力、麻痺、心停止等 表1　血清カリウム値と症状 | 血清カリウム値 | 症状・心電図異常 | |---|---| | 3.5～4.8 mEq/L | 正常値 | | 6 mEq/L 以上 | T波増高尖鋭化 | | 7～8 mEq/L | P-Q延長、QRS幅増大、P波幅増大・波高低下 | | 8 mEq/L 以上 | 心室細動・心停止　筋脱力、麻痺（下肢から上行性に進行） | 〈参考〉心電図
機　　序	カリウム保持性利尿薬は腎からのカリウム排泄を低下させるので、カリウム保持性利尿薬とカリウム剤を併用投与すると、カリウムの排泄低下とカリウム補給との相乗効果により、血清カリウム値が上昇する。 　図1に各種カリウム保持性利尿薬の作用機序を示した。スピロノラクトンとカンレノ酸カリウムは、アルドステロン受容体でアルドステロンと競合することによりアルドステロンのK^+排泄作用を低下させる。トリアムテレンは、尿細管上皮細胞の尿細管腔側のNa^+の膜透過性を低下させ、二次的にK^+の尿中排泄を低下させる。また、尿細管上皮細胞の血管側膜上のNa^+-K^+-ATPaseを阻害しK^+の間質液から細胞内への輸送も阻害する[1]。 図1　カリウム保持性利尿薬の作用機序

対　策	・原則として併用は避ける（腎機能障害がある場合は特に注意する）。 ・併用する場合には、血清カリウム値や心電図をモニタリングしながら注意深く投与する。
症　例	・スピロノラクトンを服用していた患者に塩化カリウム 45 mEq/day を投与したところ、心室性頻拍が発現し、死亡した。死亡した前日の血清カリウム値は 7.1 mEq/L であった[2]。 ・スピロノラクトンと塩化カリウムを併用投与されていた患者を調査したところ、その半数に高カリウム血症が認められた[3]。
備　考	血清カリウム値を上昇させる主な薬物[1] 　a. カリウム含有製剤 　　　塩化カリウム、アスパラギン酸カリウム、グルコン酸カリウム、ベンジルペニシリンカリウム、輸液製剤（カリウム含量の多いもの） 　b. 腎からのカリウム排泄を低下させる薬剤 　　　非ステロイド性消炎鎮痛薬、カリウム保持性利尿薬（スピロノラクトン、トリアムテレン）、アンジオテンシン変換酵素阻害薬*
参考文献	1) 木山茂ら，臨床と薬物治療，15：737-740, 1996. 2) Shapiro, S. et al., JAMA, 216：467-472, 1971. 3) Simborg, D. N., Johns Hopkins Med. J., 139：23, 1976.

*アンジオテンシン II は、副腎皮質におけるアルドステロン分泌を促進し、カリウム排泄を促進する作用がある。アンジオテンシン変換酵素阻害薬（ACE 阻害薬）は、アンジオテンシン I から II への変換を阻害し、アンジオテンシン II レベルを低下させる。したがって、ACE 阻害薬は結果的にカリウム排泄を低下させ、血清カリウム値の上昇を引き起こす。

41	ワルファリンカリウム　⇔　ビタミンK製剤、ビタミンK含有食品 —ワルファリンの抗凝固作用の減弱—
ワルファリンカリウム	〈薬剤〉ワルファリンカリウム（ワーファリン^R） 〈薬効〉クマリン系抗凝血薬。血栓塞栓症の治療及び予防に用いられる。
ビタミンK製剤	〈薬剤〉フィトナジオン（ケーワン^R、ヒメロンK_1^R）、メナテトレノン（グラケー^R、ケイツー^R） 〈薬効〉ビタミンK欠乏症の予防及び治療（ケーワン^R、ヒメロンK_1^R、ケイツー^R）や骨粗鬆症における骨量・疼痛の改善（グラケー^R）に用いられる。
ビタミンK含有食品	納豆、クロレラ、緑黄色野菜、海草、乳製品、レバーなど（備考参照）
相互作用	ワルファリン抗凝固療法中に、ビタミンK製剤あるいはビタミンKを多量に含む食品を摂取すると、ワルファリンの抗凝血作用が減弱する。 ・ワルファリンの抗血液凝固効果の減弱あるいは消失 　（プロトロンビン時間*の短縮、トロンボテスト値*の上昇） ・ワルファリンを血栓症の予防目的で使用していた場合、ビタミンKの併用により血栓症の再発の危険性が増大
機　　序	ワルファリンは、主にビタミンKエポキシドレダクターゼを阻害することによりビタミンKの代謝サイクルを阻害し、ビタミンK依存性凝固因子（第II、第VII、第X因子）の生合成を阻害する。しかし、外来からビタミンKを補充すると、これが凝固因子の合成系に利用されるので、凝固因子の合成が再開され、ワルファリンの抗凝固作用が減弱される（図1）[1]。 図1　ビタミンKとワルファリンの相互作用メカニズム 補足：ワルファリンはビタミンKキノンレダクターゼも阻害するが、ビタミンKから活性型ビタミンKへの経路はワルファリンによって完全には遮断されない（他の還元酵素によりこの反応が代償されると考えられている）。

*プロトロンビン時間（PT値）とトロンボテスト値（TT値）は、いずれも血液凝固能の指標であり、各々、PT値は第II、V、VII、X因子の活性を、TT値は第II、V、VII、IX、X因子の活性を反映する。ワルファリンの効果のモニタリングには、通常、TT値が用いられる。ワルファリン療法では、TT値が正常な人の10～25％となるように投与量が調節される。

対　策	・ワルファリン投与中の患者には、ビタミンK製剤の併用投与を避ける（グラケー®はワルファリンと 併用禁忌 ）。 ・ワルファリン投与中の患者には、納豆やクロレラなどのビタミンKの高含有食品の摂取を避けるよう指導する。 ・緑黄色野菜、乳製品なども比較的ビタミンKの含有量が高いが、栄養学的見地からこれらを全く摂取しないことは好ましくない。これらの食品は一時的に多量に摂取しないように指導する。
症　例	・ワルファリン1日3～4 mgの投与でTT値が15％に維持されていた患者が、納豆の摂取によりTT値が48％に上昇した[2]。 ・ワルファリン1日2 mgの投与でPT値が20％に維持されていた患者が、緑黄色野菜（主にほうれん草）の大量摂取によりPT値が50％に上昇した[2]。
備　考	ビタミンK含有食品について 　ビタミンKは主に緑黄色野菜に含有されており、特にクロレラには非常に多量のビタミンKが含有されている（表1）。納豆自身にはビタミンKがそれほど多量に含有されていないが、摂取すると腸内で納豆中の納豆菌が多量のビタミンKを産生する。 表1　ビタミンKを含有する主な食品[3] | 食品名	ビタミンK_1含有量(μg/100g)	食品名	ビタミンK_1含有量(μg/100g)
---	---	---	---
クロレラ	3,600	サニーレタス	210
納豆	345	カイワレ大根	80
パセリ	730	キャベツ	140(外側)
シソ	650	キュウリ	50
クレソン	390	チーズ	35
春菊	350	バター	30
ほうれん草	260	牛レバー	92
ニラ	250	ベーコン	46
ブロッコリー	230	大豆	37	
参考文献	1) グラケー®　安全性情報，エーザイ株式会社，8, 1999. 2) 下川正見ら，飲食物・嗜好品と医薬品の相互作用，227-234, 1993. 3) 青崎正彦，岩出和徳編，Warfarinの適正使用情報第2版，エーザイ株式会社，225-230, 1996.

その他の相互作用

42	ワルファリンカリウム　⇔　酸性非ステロイド性消炎鎮痛薬 ―抗凝血作用の増強による出血傾向―
ワルファリンカリウム	〈薬剤〉ワルファリンカリウム（ワーファリン[R]） 〈薬効〉クマリン系抗凝血薬。ビタミンKに拮抗することにより肝のビタミンK依存性血液凝固因子の合成を阻害し血液凝固能を低下させる。各種の血栓・塞栓症の治療・予防に用いられる。
酸性非ステロイド性消炎鎮痛薬	〈薬剤〉サリチル酸系：アスピリン（アスピリン[R]、ミニマックス[R]） 　　　　フェナム酸系：メフェナム酸（ポンタール[R]） 　　　　フェニル酢酸系：ジクロフェナクナトリウム（ボルタレン[R]）等 　　　　インドール酢酸系：アセメタシン（ランツジール[R]）、インドメタシン（インダシン[R]、インテバン[R]）、スリンダク（クリノリル[R]）等 　　　　プロピオン酸系：イブプロフェン（ブルフェン[R]）、ナプロキセン（ナイキサン[R]）、ケトプロフェン（カピステン[R]）等 〈薬効〉シクロオキシゲナーゼを阻害しプロスタグランジン生合成を阻害することにより、消炎、鎮痛、解熱作用を発現する。各種の炎症性疼痛の緩和、解熱などに用いられる。
相互作用	併用によりワルファリンの抗凝血作用が増強され、出血傾向になる。 ＜参考＞ 　人工心臓弁移植患者において、ワルファリンを単独投与した時とワルファリンとアスピリン（500 mg/day）を併用投与した時との出血頻度を比較検討した。その結果、アスピリン併用群の出血頻度は、ワルファリン単独群よりも有意に高値を示した（図1）[1]。 図1　アスピリン併用によるワルファリンの出血頻度の増加および出血部位
症　状	出血傾向。出血は、皮下、鼻、歯肉、頭蓋内、消化管内、腹腔内、尿中、糞便中など様々な部位でみられるが、特に消化管で起きやすい。

機　序	明らかにされていないが、以下の３つの機序が想定されている[2]。 １．ワルファリンの代謝阻害 　　フェニルブタゾンなどの一部の酸性非ステロイド性消炎鎮痛薬は、強いシトクロム P 450 阻害作用を有するので、併用するとワルファリンの肝代謝が阻害され、ワルファリンの作用が増強する（アスピリンはシトクロム P 450 阻害作用を有さない）。 ２．薬物の血漿タンパクでの置換 　　血液中でワルファリンは大部分が血漿タンパクに結合して存在する。ここに酸性非ステロイド性消炎鎮痛薬などの血漿タンパク結合率の高い薬物を併用すると血漿タンパク上で薬物の置換がおき、遊離型のワルファリンが増加し、ワルファリンの効果が増強する（以前、この機序が注目されたことがあったが、現在では相互作用への寄与は小さいとされている）。 ３．相乗作用 　　ワルファリンの血液凝固因子合成阻害作用と、酸性非ステロイド性消炎鎮痛薬の血小板凝集抑制作用により相乗的に出血傾向が増強される（酸性非ステロイド性消炎鎮痛薬の中でも特にアスピリンが顕著な抗血小板作用を有する）（図2）。 図2　ワルファリンと酸性非ステロイド性消炎鎮痛薬の抗凝血作用の機序
対　策	・併用時には、血中プロトロンビン活性などの凝固能検査を行い、必要に応じてワルファリンを減量する。 ・出血徴候時はワルファリンを減量又は中止し、必要に応じてビタミン K 製剤を投与する。
症　例	・肺静脈血栓症の治療でワルファリンを投与されていた 82 歳女性に、インドメタシン（75〜100 mg/日）を 5 日間併用投与したところ、プロトロンビン時間（PT）が 21.7 から 42.2 秒に延長した[3]。 ・ワルファリン投与中の 72 歳男性にスリンダク（200 mg/日）を併用投与したところ、3 週間後に PT が 26 秒に延長した（通常 18〜21 秒）[4]。
備　考	塩基性非ステロイド性消炎鎮痛薬とワルファリンの併用投与について 塩基性非ステロイド性消炎鎮痛薬は、一般に①血漿タンパク結合率が低い、②プロスタグランジン生合成阻害作用を有さない、③シトクロム P 450 阻害作用を有さないので、ワルファリンを投与している患者に対しても比較的安全に使用することができる。
参考文献	1) Chesebro, J. H. et a.l, Am. J. Cardiol., 51：1537-1541, 1983. 2) Chan, T. Y. K., Ann. Pharmacother., 29：1274-1283, 1995. 3) Self, T. H., Lancet, 2：557-558, 1975. 4) Carter SA：Lancet, 2：698-699, 1979.

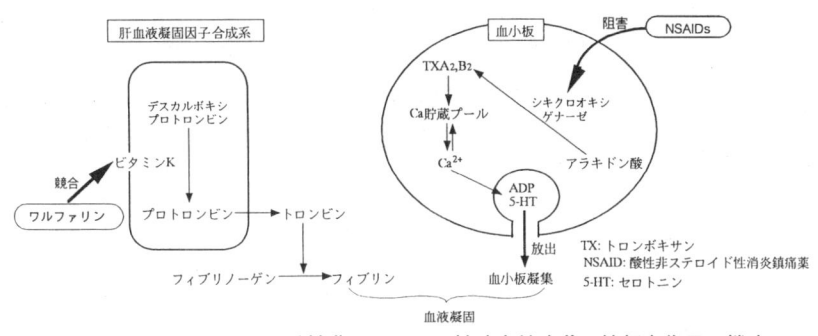

43	バルプロ酸ナトリウム ⇔ カルバペネム系抗生物質 —バルプロ酸の血中濃度低下によるてんかん発作の再発—
バルプロ酸ナトリウム	〈薬剤〉バルプロ酸ナトリウム（デパケン^R、ハイセレニン^R、バレリン^Rなど） 〈薬効〉抗てんかん薬。全般発作、部分発作、精神運動発作、混合発作など、各種のてんかんの治療に用いられる。
カルバペネム系抗生物質	〈薬剤〉イミペネム・シラスタチンナトリウム（チエナム^R）、パニペネム・ベタミプロン（カルベニン^R）、メロペネム（メロペン^R） 〈薬効〉基本骨格は、ペニシリン系抗生物質の5員環の4位の硫黄を炭素に置換し、2位を2重結合にした構造を有する（図1）。抗菌スペクトルはグラム陽性から陰性まで広範囲であり、さらに緑膿菌、バクテロイデスに対しても強い抗菌力を示す。βラクタマーゼに対しても安定性が高い。各種、感染症の治療に用いられる。 図1 カルバペネム系およびペニシリン系抗生物質の基本構造
相互作用	バルプロ酸ナトリウムでてんかんの治療を受けている患者に、カルバペネム系抗生物質を併用投与すると、バルプロ酸ナトリウムの血中濃度が低下し、てんかん発作が再発することがある。 ＜参　考＞ ラットを用い、バルプロ酸ナトリウムの体内動態に及ぼすカルバペネム系抗生物質（イミペネム・シラスタチンナトリウム[1)]、パニペネム[2)]、メロペネム[3)]）の併用投与による影響を検討した。その結果、バルプロ酸の血中濃度は上記3種のカルバペネム系抗生物質の併用により、いずれも有意に低下した（図2）。 （A）○：バルプロ酸ナトリウム 100 mg/kg 単独投与（p.o.），●：イミペネム・シラスタチン 16.7 mg/kg 併用投与（i.v.） （B）○：バルプロ酸ナトリウム 100 mg/kg 単独投与（p.o.），●：パニペネム 125 mg/kg 併用投与（i.v.） （C）○：バルプロ酸ナトリウム 3 mg/kg 単独投与（i.v.），●：メロペネム 125 mg/kg 併用投与（i.v.） p.o.：経口，i.v.：静脈内 図2 バルプロ酸ナトリウムの体内動態に及ぼすカルバペネム系抗生物質の影響（ラット）

症　状	てんかん発作の再発（症状は、てんかんの種類により多様）
機　序	機序は現在のところ不明だが、カルバペネム系抗生物質が血漿タンパク結合型のバルプロ酸を遊離させ、遊離したバルプロ酸が体組織に再分布することにより、血中のバルプロ酸濃度が低下するというメカニズムが想定されている[1,2,3]。
対　策	バルプロ酸ナトリウムを投与中の患者には、カルバペネム系抗生物質の投与を避ける（ 併用禁忌 ）。
症　例	・てんかんの治療でバルプロ酸とフェニトインを投与されていた患者に、肺炎治療のためにパニペネム・ベタミプロン（PAPM/BP）1500 mg/day を投与したところ、3日目に眼振発作が発現した。バルプロ酸の血中濃度は、併用前の49 μg/mL から 10 μg/mL に低下していた。その後 PAPM/BP の投与中止によりバルプロ酸の血中濃度は上昇した[4]。 ・バルプロ酸、カルバマゼピン、クロナゼパムによりてんかん発作をコントロールしていた患者に PAPM/BP（1200 mg/day）を投与したところ、けいれん発現の頻度が増加した。バルプロ酸の血中濃度は 70.7 μg/mL から 4.6 μg/mL に低下していた[4]。
参考文献	1) 芳原ら，臨床薬理，28：433-434, 1997. 2) 外間ら，臨床薬理，28：427-428, 1997. 3) 亀谷ら，臨床薬理，28：425-426, 1997. 4) 医薬品副作用情報，厚生省薬務局，No. 137, 1996.

44	アミノグリコシド系抗生物質 ⇔ ループ利尿薬 ―聴覚障害の相乗的な増強―		
アミノグリコシド系抗生物質 (注射剤、点耳剤)	〈薬剤〉硫酸カナマイシン、硫酸ストレプトマイシン、トブラマイシン（トブラシン[R]）、硫酸アストロマイシン（フォーチミシン[R]）、硫酸アミカシン（ビクリン[R]）、硫酸ゲンタマイシン（ゲンタシン[R]）、硫酸ジベカシン（パニマイシン[R]）、硫酸ベカナマイシン（カネンドマイシン[R]）、硫酸シソマイシン（シセプチン[R]）、硫酸イセパマイシン（イセパシン[R]） 〈薬効〉細菌のリボソーム30ｓユニットに作用してタンパク合成を阻害する。抗菌スペクトルはグラム陰性菌・陽性菌、結核菌など広範囲に及び、抗菌力も強い。腎、聴覚毒性などの副作用がある。		
ループ利尿薬 (注射剤、内用剤)	〈薬剤〉エタクリン酸（エデクリル[R]）、フロセミド（ラシックス[R]、ラドンナ[R]） 〈薬効〉主にヘンレ係蹄上行脚に作用し、Cl^-の再吸収を抑制することにより水分の再吸収を抑制する。高血圧症や浮腫の治療、腎不全による乏尿の治療などに用いられる。		
相互作用	アミノグリコシド系抗生物質とループ利尿薬は聴覚障害を引き起こすことがあるが、両者を併用することにより、相乗的に聴覚障害が増強され、その発現頻度が高くなる。また同様に腎障害も相乗的に増強される。 〈参考〉 ①アミノグリコシド系抗生物質と難聴 　アミノグリコシド系抗生物質は、主に蝸牛を障害するもの、前庭半規管を障害するもの、あるいは両者を障害するものとに分けられる（表1）[1,2]。蝸牛が障害を受けると聴覚障害、前庭半規管が障害を受けるとめまいが引き起こされる。なお、イセパマイシンは比較的聴器毒性が低いとされる[3]。 表1　アミノグリコシド系生物質と聴器毒性 	薬剤名	常用量 (mg/kg/day)	聴器毒性	
		前庭	蝸牛
ゲンタマイシン	3-6	++	++
トブラマイシン	3-6	++	++
シソマイシン	2-4	++	++
ネチルマイシン	3-6	+	+
カナマイシン	10-15	+	+++
アミカシン	10-20	+	++
ストレプトマイシン	10-20	+++	+
ジヒドロストレプトマイシン	10-20	+	+++ | ②ループ利尿薬と難聴 　エタクリン酸は単独でも大量投与すると永続的な難聴を引き起こすことがあるが、フロセミドのそれは、ほとんどの場合一過性である。ループ利尿薬による難聴は、内耳の血管条での電解質バランスの変化によって引き起こされると考えられている。		
症　状	・聴力障害（難聴、耳鳴り）：難聴は高音域より始まる ・前庭障害（めまい、ふらつき） ・腎障害（タンパク尿、クレアチニンクリアランス低下、乏尿等）		
機　序	正確な発現機序はまだ解明されていないが、以下のように考えられている。 ①ループ利尿薬がアミノグリコシド系抗生物質の内耳への透過性を亢進するとともに内耳からの排泄を阻害するために、アミノグリコシド系抗生物質が内耳に高濃度蓄積し、毒性が増強される。		

機　序	②併用により腎障害が急速に進行し、それに伴いアミノグリコシド系抗生物質の腎排泄が低下し、血中濃度が上昇する。そしてアミノグリコシド系抗生物質の内耳への移行が亢進し、内耳毒性が増強される。 ③両薬剤が内耳の血管条の Na^+，K^+-ATPase を相加的に阻害し、内リンパ液中の電解質バランスを変化させ、難聴が引き起こされる[4]。
対　策	・なるべく両者の併用を避ける。併用する場合は、聴力障害・腎機能障害に特に注意し、また、アミノグリコシド系抗生物質の血中濃度をモニターするなど、慎重に投与する。 ・ループ利尿薬以外の他の系統の利尿薬（サイアザイドなど）は、聴器毒性が比較的小さいので、アミノグリコシド系抗生物質に利尿薬を併用する場合は、これらの利尿薬に変更した方がよい[5]。
症　例	・20歳女性の患者が感染症の治療のためカナマイシン（1g/日，総量4.5g）の筋肉内注射を受けたところ、腎不全が発症した。そのため利尿目的でエタクリン酸を静脈内投与したところ、約2週間後に聴力障害が起きた。数週間後にはさらに症状が悪化し、全ろうとなった[6]。 ・70歳女性の患者にトブラマイシン150mgを7時間毎に静脈内投与したときの血中濃度は、ピーク値で3.7μg/mL、トラフ値で1.5μg/mLであった。トブラマイシンの投与方法を「8時間毎に180mg」に変更し、その後フロセミド120mgを静脈内投与したところ、トブラマイシンの血中濃度のピーク値とトラフ値が各々16.2μg/mLと5.3μg/mLに上昇した[7]。
備　考	1　聴力障害を引き起こすその他の薬物[8] 　・一部の抗悪性腫瘍薬（ナイトロジェンマスタード、シスプラチン） 　・一部の抗生物質（エリスロマイシン、クロラムフェニコール、ポリミキシンB） 　・サリチル酸製剤（大量の場合）、グルコン酸クロルヘキシジン（耳に適用した場合） 2　アミノグリコシド系抗生物質と腎障害[2] 　アミノグリコシド系抗生物質のもう一つの重大な副作用として腎毒性がある。腎毒性は近位尿細管内壁の細胞中にアミノグリコシド系抗生物質が蓄積することによって引き起こされる。アミノグリコシド系抗生物質の腎毒性の強さの比較を図1に示した。 強い群：ゲンタマイシン、パロモマイシン、ジベカシン、トブラマイシン　＞　中等度の群：ベカナマイシン、アミカシン、カナマイシン　＞　弱い群：ストレプトマイシン、リボスタマイシン 図1　アミノグリコシド系抗生物質の腎毒性の比較
参考文献	1) Ed:Dukes, M.N.G., Meyler's Side Effects of Drugs 12 th Ed., Elsevier, 646–655, 1992. 2) 大越正秋，最新医学，34：1487–1494, 1979. 3) 秋吉正豊ら，Chemotherapy, 33 (S5)：90–102, 1985. 4) 大谷　巌ら，Chemotherapy, 25：2348–2359, 1977. 5) グッドマン・ギルマンの薬理書－薬物治療の基礎と臨床－第8版，廣川書店，877–881, 1992. 6) Jones, H.C., J. National Med. Assoc., 65：201–203, 1973. 7) Kaka, J.S. et al., Drug Intelligence and Clinical Pharmacy, 18：235–238, 1984. 8) 田中克彦ら，薬局，40：1575–1579, 1989.

45	イホスファミド ⇔ メスナ ―メスナがイホスファミドの副作用(出血性膀胱炎)を軽減―
イホスファミド	〈薬剤〉イホスファミド(イホマイド[R]) 〈薬効〉抗悪性腫瘍薬(アルキル化剤)。
メ ス ナ	〈薬剤〉メスナ(ウロミテキサン[R]) 〈薬効〉膀胱障害抑制薬。イホスファミドの代謝系に作用してイホスファミド誘発性の膀胱障害を軽減する。
相互作用	イホスファミドは副作用として出血性膀胱炎や排尿障害等の膀胱障害を有する。メスナをイホスファミド投与後に投与すると、イホスファミドの膀胱障害の発現が軽減される。
機 序	イホスファミドは体内で代謝されてアクロレインを生成し、このアクロレインが膀胱粘膜と接触することにより膀胱障害が引き起こされる。メスナはイホスファミドの代謝物に化学的に結合することによりアクロレインの消失を促し、イホスファミド誘発性の膀胱障害を抑制する(図1)[1)2)]。 図1 メスナの作用機序 ①生成したアクロレインにメスナが結合し、無障害性のメスナ付加体を形成する。 ②イホスファミドの抗悪性腫瘍活性物質である4-ヒドロキシ体にメスナが結合し、無障害性のメスナ縮合体を形成することにより二次的にアクロレインの生成を抑制する。

備　考	1　メスナの投与法[3] 　　メスナの1回あたりの投与量はイホスファミドの1日投与量の20％相当量（イホスファミド1g/日であれば、メスナの1回量は200 mg）であり、これを1日3回（イホスファミド投与時、イホスファミド投与4時間後、8時間後）静脈内投与する（図2）。 　　　　　イホスファミド2g 　　　　　　↓　メスナ　メスナ　メスナ 　　　　　　　400mg　400mg　400mg 　　　[メスナの投与時間]　イホスファミド投与直後　4時間後　8時間後 図2　メスナの投与方法（イホスファミド投与量が2g/日の場合） 2　メスナの使用上の注意[3] 　　○メスナはイホスファミド誘発性膀胱障害の発現を抑制するものであり、すでに発現した症状は改善されないことに留意する。 　　○抗悪性腫瘍薬のシスプラチンとメスナが直接接触すると、化学反応によりシスプラチンの効果が低下する可能性があるため、併用投与する場合は投与経路を別にする。 　　○メスナは還元性をもっているので、酸化性薬物（塩酸ナイトロジェンマスタード-N-オキシド、カルボコンなど）と混合すると、これらを分解する可能性があるので、これらの薬物との混合を避ける（配合禁忌）。 3　シクロホスファミドとメスナとの相互作用について 　　シクロホスファミドは、イホスファミドと類似構造を有するアルキル化剤であり、副作用として膀胱障害を引き起こす。メスナは、このシクロホスファミド誘発性の膀胱障害に対しても有効である[1]。
参考文献	1) Brock, N. et al., Arzneimittelforshung, 29, 659–661, 1979. 2) Manz, I. et al., Biomed. Mass Spectrom., 12, 545–553, 1985. 3) ウロミテキサン®インタビューフォーム，塩野義製薬株式会社，1994.

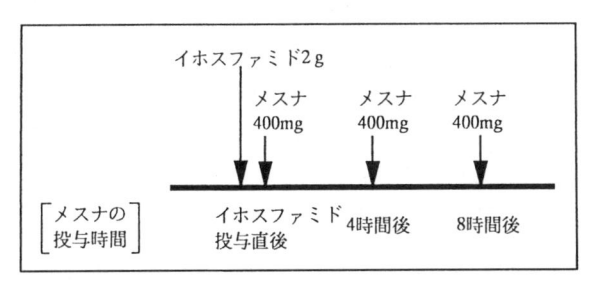

46	小柴胡湯　⇔　インターフェロン製剤 ―間質性肺炎発症の危険性が増大―	
小柴胡湯	〈薬剤〉小柴胡湯エキス散、細粒、顆粒 〈薬効〉漢方製剤。柴胡剤のひとつで、諸種の熱性病、感冒、気管支炎、咽喉炎、肺炎、胃腸炎、肝炎など、多様な疾患の治療に用いられる。なかでも慢性肝炎の治療薬としてよく用いられる。	
インターフェロン製剤*	インターフェロン-α	〈薬剤〉天然型製剤：オーアイエフ^R、IFN α^R、スミフェロン^R 遺伝子組換え型製剤：キャンフェロン A^R、ロフェロン A^R、イントロン A^R 〈薬効〉免疫系に作用し、抗ウイルス作用、抗腫瘍作用、免疫調節作用等を示す。胃癌、多発性骨髄腫、白血病、B型およびC型慢性肝炎の治療に用いられる。
	インターフェロン-β	〈薬剤〉天然型製剤：IFN β^R、フェロン^R 遺伝子組換え型製剤：ベタフェロン^R 〈薬効〉免疫系に作用し、抗ウイルス作用、抗腫瘍作用、免疫調節作用等を示す。膠芽腫、髄芽腫、悪性黒色腫、B型およびC型慢性肝炎の治療に用いられる。ただし、ベタフェロン^Rは、多発性硬化症の治療に用いられる。
	インターフェロン-γ	〈薬剤〉天然型製剤：オーガンマ^R 遺伝子組換え型製剤：イムノマックスγ^R、ビオガンマ^R 〈薬効〉免疫系に作用し、抗ウイルス作用、抗腫瘍作用、免疫調節作用等を示す。膠芽腫、髄芽腫、悪性黒色腫、B型およびC型慢性肝炎の治療に用いられる。
相互作用	併用により間質性肺炎**の発症の危険性が増大する。	
症　　状	初期症状　　：感冒様症状（発熱、乾性咳嗽、肺音異常） その他の症状：全身倦怠感、呼吸困難、血痰、低酸素血症、胸部X線撮影により陰影	
機　　序	不明だが、小柴胡湯、インターフェロンのいずれも単独の薬剤で間質性肺炎の発現が報告されており、これらを併用することにより相互に毒性が増強されるものと考えられている。	
対　　策	・併用を避ける[2]。 併用禁忌 ・間質性肺炎の症状が現れた場合は、投与をただちに中止する。投与中止後も症状が改善しない場合は、副腎皮質ホルモン薬を投与する。重篤例に対しては、副腎皮質ホルモン薬のパルス療法（短期大量投与）を行い、さらに重篤な呼吸困難がみられる場合はただちに気管確保と酸素吸入を行う[3]。	

* 医薬品添付文書では、インターフェロン-αとインターフェロン-βは小柴胡湯と併用禁忌になっているが、インターフェロン-γは現在までのところその記載はない。しかし、インターフェロン-γも単独投与で間質性肺炎を引き起こすことがあるので、小柴胡湯との併用は避けるべきである[1]。

**間質性肺炎：大葉性、小葉性肺炎に対比して用いられる病名で、大葉性、小葉性肺炎が主に肺胞や肺胞道等の気腔内への滲出性病変を主徴とするのに対し、間質性肺炎は、肺胞壁、細気管支、細動静脈周囲等の間質の病変を主徴とする。病因は、薬剤性の他、放射線照射、細菌・ウイルス感染、無機塵・有機塵などの吸入、膠原病など、多様である（医学大辞典、南山堂より引用）。

症　　例	・C型慢性肝炎の治療で小柴胡湯の投与を受けていた57歳女性に、小柴胡湯投与から2ヶ月遅れてインターフェロン-α-2a（IFN）を14日間投与し、その後IFNの間欠投与を行った。IFN投与から4ヶ月後に発熱、呼吸困難が現れ、その2日後には意識障害も現れた。X線撮影により全肺野に網状陰影が認められ、間質性肺炎と診断された。副腎皮質ホルモン薬のパルス療法により2週間後に軽快した[4]。
備　　考	その他の漢方製剤と間質性肺炎の発症 　　漢方製剤による間質性肺炎は、小柴胡湯、柴苓湯、柴朴湯での報告例が多いが、その他、柴胡桂枝乾姜湯、辛夷清肺湯、清肺湯、大柴胡湯、半夏瀉心湯でも報告されている[5]。
参考文献	1) 各社医薬品添付文書. 2) 医薬品副作用情報, 厚生省薬務局, No. 125, 1994. 3) 医薬品副作用情報, 厚生省薬務局, No. 137, 1996. 4) 医薬品副作用情報, 厚生省薬務局, No. 118, 1993. 5) 医薬品副作用情報, 厚生省薬務局, No. 146, 1998.

索　引

とくに重要な単語や項目およびページを太字で示した.

ア

アカルボース **98**
アクロマイシン 30
アザチオプリン 68
アシクロビル 61
アジスロマイシン 16
アステミゾール 41
アストロマイシン 114
アスパラギン酸カリウム **106**
アスパラK 106
アスピリン 32, 94, 110
アセタゾラミド 76
アセタノール 88
アセトアミノフェン 12, 58
アセトヘキサミド 88, **98**
アセナリン 6
アセブトロール 88
アセメタシン **110**
アゾセミド 96
アゾール系抗真菌薬 15, 38, 40, 42
アダラート 48, 50
アテノロール 88
アデロキシン 70
アビリット 82
アミオダロン 12, 14
アミカシン **114**
アミトリプチリン 12
アミノグリコシド系抗生物質 100, 114
アミノフィリン 36, 66
アメリゾール 100
アモバルビタール 55, **102**
アルクロニウム **100**
アルコール 62, 64, 102, 104
アルダクトンA 106
アルデヒド脱水素酵素 62, 64
アルプレノロール 90
アルミゲル 28
アルミニウム塩 30
アルミニウムゲル 28
アレグラ 41
アレビアチン 46, 56, 58
アレリックス 96
アロプリノール 66, 68

アンドロステロン 12
アンペック 84
α グルコシダーゼ阻害薬 98
α 受容体刺激薬 73
α_2 受容体作動薬 90
α, β 受容体拮抗薬 91
IFNα 118
IFNβ 118

イ

イスコチン 46
イセパシン 114
イセパマイシン **114**
イソニアジド 18, **46**
イソミタール 55, 102
イトラコナゾール 14, 15, 38, 40, 42, 46
イトリゾール 38, 40, 42, 46
イノバン 86
イブプロフェン 12, **110**
イホスファミド 12, 116
イホマイド 116
イミプラミン 12, 35, 58
イミペネム・シラスタチン 81
イミペネム・シラスタチンナトリウム 112
イムノマックスγ 118
イムラン 68
陰イオン交換樹脂製剤 34
インクレミン 28
インジナビル 14, 41, 43
飲食物との相互作用 25
インスリン 104
インダシン 110
インターフェロン 118
インテバン 110
インデラル 88, 90
インドメタシン **110**
イントロンA 118

ウ

ウブレチド 6
ウロミテキサン 116

エ

エクセグラン 56
エシドレックス 96
エスタリック 90
エストロゲン 52
エタクリン酸 96, 114
エタノール 12, 18
エチアザイド 74
エチアジド 74
エチニルエストラジオール 12, 14, 52
エデクリル 96, 114
エノキサシン 7, 14, 28, 36, 92
エピネフリン 86
エフピー錠 73
エリスロシン 38, 40, 46
エリスロマイシン 12, 14, 15, 16, 37, 38, 40, 43, 46
塩化カリウム **106**
塩酸ピリドキシン **70**
塩酸ベンセラジド 71
エンデュロン 74
5-FU 60
H$_2$ 受容体拮抗薬 63
HIV プロテアーゼ阻害薬 41, 43
MPTP 73
MS コンチン 84
MVI 70
N-methyltetrazol thiomethyl 64
NMTT 基 64

オ

オーアイエフ 118
オイグルコン 88, 98
オーガンマ 118
オゼックス 29, 36
オピオイド受容体 84
オピスタン 85
オフロキサシン 29
オメプラゾール 7, 12, 14
オルヂス 92

カ

カタプレス 90
活性炭製剤 32
カディアン 84
カテコラミン 86
カテコール-O-メチル転位酵素 72
カナマイシン 100, 114
カネンドマイシン 100, 114
カピステン 110
カフェイン 12
カリウム製剤 106
カリウム保持性利尿薬 106
カルシウム製剤 28, 30
カルテオロール 90
カルバペネム系抗生物質 112
カルバマゼピン 12, 18, 46, 55, 56, 58, 73
カルビスケン 88, 90
カルビドパ 71
カルベニン 80, 112
カルモフール 60
間質性肺炎 118
漢方製剤 119
カンレノ酸カリウム 106

キ

キサンチンオキシダーゼ 66, 69
拮抗作用 23
キニジン 12, 14, 58
キャンフェロンA 118
球形吸着炭 33
吸着 32, 34
吸着反応を介する相互作用 6
競合的拮抗 23
協力作用 23
キレート形成を介する相互作用 5
QT 間隔延長 40

ク

グアナベンズ 90
グアネチジン 73
グアンファシン 90
クエストラン 34
クエルセチン 49
クエン酸第一ナトリウム 28
クエン酸フェンタニル 85
グラケー 108
グラマリール 82
クラリシッド 38, 40
クラリス 38, 40, 46
クラリスロマイシン 12, 14, 16, 38, 40, 43, 46
グリクラジド 88, 98
グリセオフルビン 53, 55
クリノリル 110
グリベンクラミド 88, 98
グリミクロン 88, 98
グルコバイ 98
グレープフルーツジュース 14, 16, 48
クレメジン 33
クロキサゾラム 102
クロザピン 58
クロニジン 90
クロミプラミン 12
クロラムフェニコール 63
クロルジアゼポキシド 102
クロルプロパミド 63, 88, 98, 105
クロルプロマジン 12, 58
クロレラ 108

ケ

経口避妊薬 52, 58
ケイツー 108
ケイペラゾン 64
血漿タンパク結合に関する相互作用 8
ケトコナゾール 7, 14, 15
ケトプロフェン 92, 110
ケフドール 64
ケーワン 108
ゲンタシン 114
ゲンタマイシン 114

コ

高タンパク食 71
抗てんかん薬 46
コデイン 12
コランチル 28
コルチゾール 12
コルヒチン 12
コレスチラミン 34
コントール 102
COMT 72

サ

サイアザイド系利尿薬 74, 96
柴胡桂枝乾姜湯 119
柴朴湯 119
柴苓湯 119
サイレース 102
ザイロリック 66, 68
サキナビル 14, 41, 43
サフラジン 72
三環系抗うつ薬 73
サンセファール 64
サンディミュン 38

シ

ジアゼパム 12, 102
シアナミド 63
シオマリン 64
ジギタリス製剤 96
ジギトキシン 35, 58, 96
糸球体濾過過程 19
子宮内膜症治療薬 38
ジギラノゲンC 96
シクロスポリン 12, 38, 49, 58
ジクロフェナク 12
ジクロフェナクナトリウム 110
シクロペンチアジド 74, 96
シクロホスファミド 12, 117
ジゴキシン 32, 35, 96
ジゴシン 96
シサプリド 6
ジスチグミン 6
ジスルフィラム 62
シセプチン 114
ジソピラミド 12
シソマイシン 114
シトクロム P450 10, 39, 40, 42, 44, 46, 50, 52, 54, 57, 58
ジヒドロチミンデヒドロゲナーゼ 60
ジヒドロピリジン系カルシウム拮抗薬 48
ジフルカン 38, 40, 42, 46
シプロキサン 28, 36, 92
シプロフロキサシン 14, 28, 36, 92
ジベカシン 100, 114
シメチジン 7, 14, 15, 37, 43, 46, 63
ジメリン 88, 98

ジメンヒドリナート 73
出血性膀胱炎 116
消化管運動の変化を介する相互作用 6
消化管吸収過程における相互作用 5
消化管内 pH の変化を介する相互作用 7
小柴胡湯 118, 119
ジョサマイシン 16
ジルチアゼム 12, 14, 39
辛夷清肺湯 119
腎障害 114
腎の排泄機能 18
腎排泄過程 19
腎排泄過程における相互作用 18
CYP 10
CYP 阻害による相互作用 13
CYP 阻害薬 13
CYP の遺伝的多型 13
CYP の特徴 10
CYP の分類 11
CYP 分子種と基質特異性 11
CYP 誘導による相互作用 17
CYP 誘導薬 17
CYP3A4 39, 40, 42, 48, 50, 52
CYP2C9 44

ス

錐体外路障害 82
ストレプトマイシン **100, 114**
スパラ 29
スパルフロキサシン 29
スピラマイシン 16
スピロノラクトン 106
スプレンジール 48
スミフェロン 118
スリンダク 110
スルピリド 82
スルファメトキサゾール 14
スルファメトキサゾール・トリメトプリム **44**, 45
スルフィンピラゾン 45
スルホニル尿素系血糖降下薬 63, 88, 98, 105
スローケー 106
スロービッド 36, 66

セ

制酸剤 **28, 30**

清肺湯 119
セイヨウオトギリソウ 18, **51**
セクトラール 88
セパゾン 102
セパミット 48, 50
セファマンドール 64
セフェム系抗生物質 63, **64**
セフォテタン 64
セフォペラジン 64
セフォペラゾン 64
セフピラミド 64
セフブペラゾン 64
セフミノクス 64
セフメタゾール 64
セフメタゾン 64
セフメノキシム 64
セリプロロール 88
セルシン 102
セレギリン 73
セレクトール 88
セロケン 88
セント・ジョーンズ・ワート 18, 51

ソ

ソセゴン 84
ゾニサミド 12, **56**
ソフィア A 52
ソリブジン 60
ソルダクトン 106

タ

ダイアート 96
ダイアモックス 76
ダイクロトライド 74, 96
大柴胡湯 119
代謝過程における相互作用 9
ダイヤビニーズ 88
ダオニール 88, 98
多価金属陽イオン 28, 30
タガメット 46
多環芳香族炭化水素 18
タキソール 12
タクロリムス 12, 58
ダナゾール 14, **38**, 46
タモキシフェン 12
タリビッド 29
タルーシン 96
炭酸リチウム 74, 76

チ・ツ

チアプリド 82
チエナム 81, 112
チオプリン誘導体 68
チオペンタールナトリウム 102
チオリダジン 12
チニダゾール 63
チモロール 12, **90**
中枢性アドレナリン α_2 受容体作動薬 90
聴覚障害 114
チラミン含有食品 73
鎮痛補助薬 85

ツボクラリン 100

テ

テオドール 36, 66
テオフィリン 12, **36, 58**, 66
テオロング 36, 66
テガフール 60
テガフール・ウラシル 60
デキサメタゾン 12
デキストロメトルファン 12, 73
テグレトール 46, 55, 56, 58
デシプラミン 12
テストステロン 12
デスメチルジアゼパム 12
デスラノシド 96
鉄製剤 28, 30
テトラサイクリン 30
テトラサイクリン系抗生物質 30
テノーミン 88
デパケン 46, 56, 112
デブリソキン 12
テルフェナジン 12, **40**, 49

ト

ドオルトン 52
ドキシサイクリン 30, 58
ドキシフルリジン 60
ドグマチール 82
トスキサシン 36
トスフロキサシン 14, 29, 36
ドパストン 70, 72
ドパストン SE 70
ドパゾール 70, 72
ドパ脱炭酸酵素 70

ドパ脱炭酸酵素阻害薬　71
ドパミン　86
ドパール　70, 72
ドプス　72
ドブタミン　86
ドブトレックス　86
トブラシン　100, 114
トブラマイシン　**100, 114**
トミポラン　64
トラニルシプロミン　72
トラメトール　96
トリアゾラム　12, **42**, 49, 102
トリアムテレン　106
トリクロルメチアジド　74, **96**
トリテレン　106
トリルダン　40
トルブタミド　12, 63, 88, **98**
ドロキシドパ　72
トロレアンドマイシン　16
ドンペリドン　6

ナ

ナイキサン　110
ナウゼリン　6
納豆　108
ナディック　90
ナドロール　**90**
ナパノール　92
ナビドレックス　74, 96
ナプロキセン　12, **110**
ナリンジン　49

ニ

ニアラミド　72
ニカルジピン　39
ニソルジピン　**48**
ニトラゼパム　**102**
ニトレンジピン　48
ニフェジピン　12, 48, **50**, 51
ニューキノロン系抗菌薬　15, 28, 36, 92
尿細管再吸収　74, 76
尿細管再吸収過程　21
尿細管分泌　78, 80
尿細管分泌過程　19

ネ

ネオドパストン　71
ネオドパゾール　71
ネオフィリン　36, 66
ネオラミンスリービー　70
ネオラミンマルチⅤ　70

ノ

ノアルテンＤ　52
ノイロビタン　70
ノックビン　62
ノービア　62
ノボヘパリン　94
ノルアドレナリン　86
ノルエチステロン・メストラノール　52
ノルエピネフリン　86
ノルゲストレル・エチニルエストラジオール　52
ノルトリプチリン　12
ノルフロキサシン　28, **92**

ハ

バイカロン　96
ハイセレニン　56, 112
バイミカード　48
バイロテンシン　48
パーキンソニズム　82
パーキンソン病症状　70
バクシダール　28, 92
バクタ　44
パニペネム　80
パニペネム・ベタミプロン　**112**
パニマイシン　100, 114
バランス　102
ハルシオン　**42**, 102
バルビツール酸系薬剤　51, 53, 55, 102
バルプロ酸ナトリウム　46, 56, 112
バレオン　92
バレリン　56, 112
ハロタン　86
ハロペリドール　12, 14, 58
パンクロニウム　**100**
半夏瀉心湯　119
パンビタン　70

ヒ

ビオガンマ　118
非競合的拮抗　23
ビクリン　114

非ステロイド性消炎鎮痛薬　**92**, 110
ヒスマナール　41
非選択的アドレナリンβ受容体拮抗薬　90
非脱分極型末梢性筋弛緩薬　**100**
ビタノイリン　70
ビタミンＢ₆　70
ビタミンＫ含有食品　108
ビタミンＫ製剤　108
ビタメジン　70
ビダラビン　61
ヒダントール　56, 58
ヒドロクロロチアジド　74, **96**
ヒドロコルチゾン　35
ヒドロフルメチアジド　74, **96**
ビブラマイシン　30
ヒメロンＫ₁　108
ピリドキサール　70
ピレタニド　96
ピロキシカム　12
ピロミジン　70
ピロリン酸第二鉄　28
ピンドロール　88, 90

フ

ファモチジン　7
フィトナジオン　108
フェキソフェナジン　41
フェナセチン　12
フェニトイン　12, 18, 32, **46**, 53, 56, 58
フェニルブタゾン　45
フェネルジン　72
フェノバール　46, 55, 56, 58, 102
フェノバルビタール　18, **46**, 51, 55, 56, 58, 102
フェロ・グラデュメット　28
フェロジピン　48
フェロミア　28
フェロン　118
フェンタニル　12
フェンタネスト　85
フェンブフェン　92
フォーチミシン　114
副腎皮質ホルモン薬　18
ブスコパン　6
ブチルスコポラミン　6
二日酔い症状　62, 105
二日酔い様の症状　64
フトラフール　60

ププラノロール 12
ブプレノルフィン 12, 84
部分作動薬 84
ブメタニド 96
フラノクマリン誘導体 49
プラノバール 52
プラバスタチンナトリウム 34
フラボノ配糖体 49
ブリザイド 74
プリミドン 18
プリンペラン 6, 82
フルイトラン 74, 96
フルオキセチン 12
フルオロウラシル 60
フルオロウラシル系代謝拮抗薬 60
フルコナゾール 14, 15, 38, 40, 42, 46
フルツロン 60
フルニトラゼパム 102
ブルフェン 110
フルボキサミン 14
フルマーク 28, 36, 92
フルルビプロフェンアキセチル 92
フレカイニド 12
プレドニゾロン 58
フレロキサシン 29
ブロカドレン 90
プロカルバジン 63
プロゲステロン 12
プロスシラリジン 96
フロセミド 96, 114
フローセン 86
プロチゾラム 102
プロパフェノン 12, 14
プロバンサイン 6
プロパンテリン 6
プロプラノロール 12, 88, 90
プロベネシド 78
プロベネミド 78
プロメタジン 12
フロリード 38, 40, 42, 46
分布過程における相互作用 8

ヘ

ベイスン 98
併用禁忌 41, 43, 61, 62, 63, 73, 74, 86, 93, 109, 113, 118
ベカナマイシン 100, 114
ヘキソバルビタール 12

ベクロニウム 100
ベストコール 64
ベタミプロン 80
ペチジン 73, 85
ベネシッド 78
ベハイド 74, 96
ヘパリン 94
ベラパミル 12, 39, 49, 51
ベルガモチン 49
ペルタゾン 84
ベンザリン 102
ベンゾジアゼピン系薬剤 102
ペンタジン 84
ペンタゾシン 84
ベンチルヒドロクロロチアジド 74, 96
ペントバルビタール 102
ペントバルビタールカルシウム 55
ペンフルチジド 74
β受容体拮抗薬 88, 90
β_1受容体拮抗薬 91

ホ

ボグリボース 98
ボスミン 86
ポポンS 70
ホリゾン 102
ホリナート 79
ボルタレン 110
ポンシルFP 55
ポンゾール 38, 46
ポンタール 110

マ

マグネシウム 28
マグネシウム塩 30
マクロライド系抗生物質 15, 38, 40
マジンドール 73
マスキュラックス 100
マドパー 71
麻薬拮抗性鎮痛薬 84
マルタミン 70
マレイン酸フルボキサミン 41
マーロックス 28
MAO 72
MAO阻害薬 72
MAO-B阻害薬 73

ミ・ム

ミアンセリン 12
ミオブロック 100
ミケラン 90
ミコナゾール 14, 15, 38, 40, 42, 46
ミダゾラム 12, 49, 58
ミデカマイシン 16
ミニマックス 94, 110
ミノサイクリン 30
ミノマイシン 30

ムノバール 48

メ・モ

メイセリン 64
メガロシン 29
メキシレチン 12, 58
メスナ 116
メソトレキセート 78
メタンフェタミン 73
メチクロチアジド 74
メチルジゴキシン 96
メトクロプラミド 6, 82
メトトレキサート 78
メトトレキサート・ホリナート救援療法 79
メトプロロール 12, 88
メトロニダゾール 35, 45, 63
メナテトレノン 108
メバロチン 34
メフェナム酸 12, 110
メフルシド 96
メベンダゾール 58
メリトスC 88, 98
メルカプトプリン 68
メロペネム 81, 112
メロペン 81, 112

モルヒネ 84

ヤ

薬物動態学的相互作用 5
薬力学的相互作用 22
ヤマテタン 64
ヤマフール 60

ユ

ユーエフティ 60
ユースビル 60
ユニフィル 36, 66

ヨ

用量-反応曲線にみる相互作用 **23**
四環系抗うつ薬 73

ラ

ラシックス 96, 114
ラスチノン 88, 98
ラタモキセフ 64
ラドンナ 114
ラナトシド C **96**
ラニチジン 7
ラニラピッド 96
ラボナ 55, 102
ラボナール 102
ランソプラゾール 7, 12
ランツジール 110

リ

リチウム 74, 76
リップフェン 92
リドカイン 12, 58
リトナビル 62
リネストラノール・メストラノール 52
リファジン 50, 54
リファンピシン 18, **50, 52**, 53, 54
リボール 66
リマクタン 50, 54
リーマス 74, 76
硫酸アトロピン 6
硫酸鉄 28

ル

ルネトロン 96
ループ利尿薬 96, 114

レ

レグレチン 90
レペタン 84
レボチロキシン 58
レボドパ **70**, 71, **72**, 73
レンドルミン 102

ロ

ロイケリン 68
ロイコボリン 79
ロキシスロマイシン 16
ロキタマイシン 16
ロサルタン 12
ロピオン 92
ロヒプノール 102
ロフェロン A 118
ロプレソール 88
ロペラミド 35
ロメバクト 29, 92
ロメフロキサシン 29, **92**
ロラゼパム 35
ロ・リンデオール 52
ロンチル 74, 96

ワ

ワイテンス 90
ワコビタール 56, 58
ワッサー V 70
ワルファリン 12, **44, 54**, 58, 108, 110
ワルファリンカリウム 54, **108**, 110

よくわかる 薬物相互作用

定 価（本体 2,500 円＋税）

編者承認
検印省略

監修	高柳 元明（たかやなぎ もとあき） 水柿 道直（みずがき みちなお）	平成13年3月31日　初版発行© 平成16年3月15日　　5刷発行
編集	我妻 恭行（あがつま やすゆき）	
発行者	廣川 節男 東京都文京区本郷3丁目27番14号	
印刷 製本	東京書籍印刷株式会社	

発行所　株式会社　廣川書店

〒113-0033　東京都文京区本郷3丁目27番14号

〔編集〕電話　03(3815)3656　　FAX　03(5684)7030
〔販売〕　　　03(3815)3652　　　　　03(3815)3650

Hirokawa Publishing Co.
27-14, Hongō-3, Bunkyo-ku, Tokyo

ISBN 4-567-49470-9

ソロモンの新有機化学 [第7版]

大阪大学名誉教授 花房　昭静
広島大学名誉教授
京都薬科大学学長 池田　正澄　監訳
京都薬科大学教授 上西　潤一

B5判　〔上〕610頁　7,300円　フルカラー
　　　〔下〕380頁　6,300円　CD-ROM付

本書はあくまで有機化学の基礎をしっかりと学習させることを目標としている．
◆本書の特色　1．フルカラー印刷　2．添付CD-ROM中の二次元および三次元動画による視聴覚的学習と正確な英語のナレーションによる化学英語の学習に最適である．3．適当な練習問題　4．わかりやすい説明　5．見やすい大きな文字

ソロモン 新有機化学 スタディガイド [第7版]

花房　昭静／池田　正澄／上西　潤一　監訳　　　B5判　330頁　5,800円

レーニンジャーの 新生化学 [第3版]

京都大学名誉教授　　　　山科郁男　監修
京都大学大学院薬学研究科教授　川嵜敏祐　編集

B5判　〔上〕880頁　各8,800円　フルカラー
　　　〔下〕860頁　　　　　　　CD-ROM付

驚くほどの進展を遂げた生化学・分子生物学およびその周辺領域について，基礎から応用まで，歴史的業績から最先端の研究成果までバランスよく紹介．豊富なコンピューターグラフィックスなど教科書作りの最新技術を駆使した非の打ち所のない完成した教科書．

廣川 薬科学大辞典 [第3版]

薬科学大辞典編集委員会　編

A5判　〔常用版〕　2,300頁　20,000円
B6判　〔学生版〕　2,300頁　11,000円

薬科学領域の全分野に渉り，最近のライフサイエンスの用語もできるだけ取り入れ，また，独・英・仏・ラテン語を掲げ読者の便をはかった．収載語数 25,000語．

2004年版 常用 医薬品情報集

◆薬剤師のための◆　金沢大学薬学部教授　辻　彰　総編集　　B6判　1,450頁　5,800円

汎用医薬品 1,400品目を収載．日常必須の情報＝化学構造式／物性値／作用機序／体内動態パラメータ／服薬指導＝を記載した比類なき医薬品情報集．

ひとりで学べる 薬剤師国家試験・問題と詳解

〔全4巻〕　　　　　　　　　　B5判　全2,200頁　セット価 9,800円

1巻　基礎薬学　　　　3巻　医療薬学〔Ⅱ〕
2巻　医療薬学〔Ⅰ〕　4巻　衛生薬学・薬事関係法規及び薬事関係制度

廣川書店　Hirokawa Publishing Company

◯消費税が加算されます．

113-0033　東京都文京区本郷3丁目27番14号
電話03 3815 3652　FAX03 3815 3650